오늘
한잔?

오늘
한잔?

하이시 가오리 지음 | 아사베 신이치 감수 | 안혜은 옮김

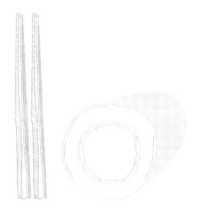

애주가 의사들이 권하는

최강 음주법

이다미디어

술은 맛있고,
인생은 즐겁다

술을 즐기면서 건강을 지키려는 애주가를 위한 책

'술을 적당히 마시는 사람이 오래 산다.'

이러한 속설 때문인지, 애주가들은 건강에 지나친 자신감을 갖는다. 필자도 마찬가지였다.

젊은 시절에야 무엇이 두렵겠는가? 그러나 나이가 들면서 당뇨 등 성인병, 중성 지방, 요산 등 건강에 대한 걱정이 늘어만 간다. 건강과 관련된 수치에 신경이 쓰이는 것이다.

그래도 우리는 웬만해서는 술을 끊지 않는다. 아니, 끊기 힘들다는 표현이 맞겠다.

'이렇게 마셔도 되나?'라는 걱정을 하면서도 거리에 하나둘 불이 들어오기 시작하면 여지없이 "오늘도 달려!"를 외치며 술집으로 향한다. 그렇다고 계속 이렇게 무작정 마실 수는 없다.

마음 한켠에 그러한 불안감을 안고 술을 마셨던 중년의 필자가 '술과 건강'을 주제로 책을 내게 되었다. 전문적인 의학 지식은 부족하지만, 술을 즐기면서도 건강을 염려하는 애주가들의 마음은 누구보다 잘 안다고 자부한다.

'그래, 애주가를 대표해서 술과 음주에 대한 평소 궁금증과 불안을 의사를 비롯한 전문가들에게 마음을 터놓고 솔직하게 물어보자.'

이 책은 이러한 생각으로 출발했다.

'그래봐야 의사는 적당히 마시라고나 하겠지.'

필자를 포함한 애주가들은 대부분 생각이 비슷할 것이다. 그런데 필자와 이야기를 나눈 의사와 전문가들도 실은 거의 다 애주가였다. 우리의 마음을 충분히 헤아리는 사람들인 것이다. 그들도 우리와 마찬가지로 평소 건강을 걱정하며 술을 즐기는 사람들이었다. 그들은 자신의 경험담을 일반 애주가들과 공유하며, 어떻게 하면 술을 즐기며 건강한 삶을 유지할 수 있는지 그 나름의 방법을 가르쳐주었다.

'술은 마시는 방법에 따라 독이 되기도 하고 약이 되기도 한다.'

사실 취재는 이 평범한 진리를 확인하는 과정이었다.

술은 '마시는' 것이 아니라 '음미하는' 것이다

3장에서 자세히 설명하겠지만, 적당한 음주는 장수에 도움이 된다는 속설이 누구에게나 해당되지는 않는다. 따라서 '이렇게 마시면 건강해진다'라는 식의 단편적인 내용을 지양하고, 술이 우리 몸에 '독'으로 작용하는 부분까지도 낱낱이 다루려고 했다. 술은 마시는 사람의 체질과 음주량에 따라 질병을 악화시키는 원인이 되기도 한다. 아마 애주가들이 이 책을 읽으면 음주가 두려워질 수도 있겠다.

취재하는 과정에서 필자의 음주 생활에도 적지 않은 변화가 생겼다. 전에는 매일 귀가 후 반주(飯酒)를 즐겼는데, 이제 회식이 많은 주에는 집에서 마시는 일이 일절 없다. 간이 쉬는 날, 이른바 휴간일(休肝日)을 충분히 확보하면서 아침저녁으로는 체중을 잰다. 즉, 건강을 생각하며 술을 마시게 된 것이다.

물론 바깥 모임에서 마실 때는 여전히 '나의 주량'을 초과하기 일쑤지만, 그래도 개선된 음주 습관 덕분에 체중은 3kg, 체지방은 5%나 줄일 수 있었다(다이어트는 현재도 진행 중).

높았던 중성 지방 수치도 표준치로 돌아왔다. 그뿐만 아니라 아침에 일어날 때 눈이 잘 떠지고, 몸이 붓는 부종도 없고, 심신의 컨디션과 피부 상태도 전보다 훨씬 좋아졌다. 건강 검진 결과가 수치로 나타나기 때문에 역시 의사의 조언이 틀리지 않았다는 것을 실감하고 있다.

예전처럼 무작정 '부어라 마셔라' 하는 음주 스타일로 일관했다면 필자의 건강도 장담하지 못했을 것이다. 또 이렇게 술에 관한 일을 하는 것도 엄두를 내지 못했을 것이다.

술을 너무 사랑하는 애주가 여러분, 속는 셈 치고 이 책에서 제안하는 음주법을 한번 실천해보기 바란다. 물론 술을 마실 때 '나의 주량'을 지키는 것이 건강을 지키는 지름길이라는 사실을 잘 안다. 또 그게 말처럼 쉽지 않다는 것도 잘 안다. 그렇기 때문에 너무 부담을 느끼지는 말고, 가끔은 실컷 마셔도 괜찮다는 생각으로 실천해보자. 술의 정량을 '사수'하는 게 아니라 '의식'만 해도 건강이 확실히 좋아질 것이다.

문득 '요즘 컨디션이 좋아진 것 같은데?'라는 생각이 들면 일단 성공이다. 자기에게 맞는 적당한 음주량과 숙취 없이 마시는 방법을 실천하면서 몸의 상태가 좋아진 결과이다.

또한 이 책에서는 '물은 그렇지 않지만 맥주는 끝없이 마실 수 있는 이유', '필름이 끊겨도 집은 제대로 찾아가는 이유' 등 애주가들의 평소 궁금증에 대해서도 과학적으로 명쾌하게 설명한다. 술과 음주에 대한 이러한 상식과 지식은 술자리나 모임에서 단골로 등장하는 대화의 소재이기도 하다.

술은 무작정 마시고 취하기보다는 맛있는 요리, 좋은 친구들과 함께 오래오래 음미할 수 있어야 한다. 아무쪼록 이 책을 통해 건강한 음주 방법을 꼭 익혔으면 하는 바람이다.

술은 맛있고, 인생은 즐겁다.

술 저널리스트 하이시 가오리

차례

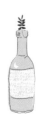

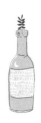

1장

애주가들을 위한
올바른 음주법

기름기 있는 안주로
숙취를 예방한다!

어드바이스 마쓰시마 마사시
도카이대학 의학부 교수

진정한 술꾼은 소금을 안주로 먹는다

'진정한 술꾼은 소금을 안주로 먹는다.'

전설처럼 전해지는 이야기이지만 어디선가 들어본 적이 있을 것이다. 필자도 이 말에 공감할 때가 많다.

주당들은 보통 술을 본격적으로 마시기 시작하면 젓가락을 놓는다. 필자도 그런 스타일이다. 이미 잔뜩 마셔서 취한 상태인데도 술을 마시는 데만 열중할 뿐, 시간이 갈수록 안주에는 거의 손을 안 댄다. 이렇게 안주를 먹지 않고 술만 왕창 마신 다음 날은 십중팔구 메스꺼움을 동반한 심한 숙취가 찾아온다. 반대로 안주를 잘 챙겨 먹으면 다음 날 숙취가 거의 없어서 양호한 컨디션을 유지할 수 있다.

'소금을 안주로 먹는다'라는 말에 뭔가 주객의 풍류가 느껴질지는 몰라도 필자의 경험상 몸에 좋은 점은 전혀 없는 것 같다. 많은 애주가들이 빈속에 술만 잔뜩 마셨다가 다음 날 술이 쉽게 깨지 않아 고생한 경험이 여러 차례 있을 것이다.

심한 취기와 숙취로 고생하지 않으려면 언제, 어떤 음식을 먹어야 할까?

술을 마실 때 안주를 함께 먹어야 한다는 것은 알지만 구체적으로 어떤 음식이 좋은지는 모르는 경우가 많다. 예를 들어 술자리 앞서 우유를 마시는 사람도 있는데, 이 방법은 실제로 효과가 있을까?

위, 장 등의 소화기계 메커니즘에 정통한 도카이대학 의학부 마쓰시마 마사시 교수에게 이야기를 들어보았다.

알코올은 위에서 5퍼센트, 소장에서 95% 흡수

술자리에 가기 전, 또는 술자리가 시작될 때 무슨 음식을 먹어야 덜 취할까? 술을 자주 마시는 사람뿐만 아니라 술이 약한 사람에게도 굉장히 중요한 문제이다. 필자의 지인 중에 "술은 좋아하는데 별로 세진 않아요. 그래서 술자리가 있으면 미리 우유나 숙취 해소 음료를 꼭 마시죠"라는 사람이 있다. 더구나 비즈니스와 인맥 관리 차원에서 억지로 술을 마시는 일도 적지 않다.

이에 대해 마쓰시마 교수는 다음과 같이 설명한다.

"과음으로 인한 컨디션 악화나 숙취를 예방하려면 혈중 알코올 농도가 갑자기 상승하지 않도록 주의해야 합니다. 혈중 알코올 농도가 상승했다는 것은 온몸에 술기운이 돈다는 뜻입니다. 두통과 메스꺼움이 생기는 원인이죠. 이때 술이 약한 사람은 불쾌함을 느끼거나 비틀거리기도 합니다. 농도가 더욱 상승하면 구토가 올라오고 몸을 가누기가 힘겨워집니다."

그렇다면 어떻게 해야 혈중 알코올 농도의 상승을 완만하게 억제할 수 있을까?

"우리 몸속에 들어온 알코올을 가장 먼저 흡수하는 기관은 위입니다. 하지만 알코올 전체 비율로 따지면 위의 흡수량은 5퍼센트에 불과하고 나머지 95퍼센트는 소장에서 흡수됩니다. 소장 내벽에는 장융모(腸絨毛)라는 돌기가 있는데, 성인 한 명당 수백만에서 수천만 개가 존재합니다. 전체 장융모의 표면적은 평균 체형의 성인 남성을 기준으로 테니스코트 한 면과 거의 비슷하다고 합니다. 표면적이 위보다 엄청나게 큰 만큼 더 많은 양의 알코올이 더 빠른 속도로 흡수되죠.

장에 도달한 알코올은 순식간에 흡수됩니다. 따라서 알코올이 위에 체류하는 시간을 늘려서 소장에 도달하는 시간을 늦춰야 혈중 알코올 농도의 급격한 상승을 방지할(=술기운이 시서히 오르게 할) 수 있습니다."

오호라, 음식물이 위에 체류하는 시간을 늘려서 소장으로 가는 시간을 늦추면 되는 것이다. 마쓰시마 교수에 따르면, 위에 체류하는 시간은 섭취하는 음식에 따라 다르다. '위에서의 체류 시간'이란 '위에서 음식물이 소화되어 배출되기까지 걸리는 시간'을 뜻한다. 그렇다면 어떤 음식이 위에 오래 머물러 있을까?

	혈중 알코올 농도	주량	취하는 정도
상쾌기	0.02~0.04%	맥주 500㎖ 1잔 사케 1홉	기분이 상쾌해진다 얼굴이 붉어진다 쾌활해진다
나른기	0.05~0.10%	맥주 500㎖ 1~2잔 사케 1~2홉	알딸딸해진다 분별력을 잃는다 체온이 상승한다
주정 초기	0.11~0.15%	맥주 500㎖ 3잔 사케 3홉	대범해진다 목소리가 커진다 비틀거린다
주정기	0.16~0.30%	맥주 500㎖ 4~6잔 사케 4~6홉	갈지자로 걷는다 같은 말을 반복한다 구역질·구토를 한다
만취기	0.31~0.40%	맥주 500㎖ 7~10잔 사케 7홉~한 되	똑바로 서지 못한다 의식이 불분명하다 혀가 꼬인다
혼수기	0.41~0.50%	맥주 500㎖ 10잔 이상 사케 한 되 이상	흔들어도 깨지 않는다 무의식중에 대소변을 본다 혼수상태에 이른다

출전: 알코올건강의학협회 '음주의 기초 지식'
(1홉=약 180㎖, 한 되=약 1.8ℓ)

'기름'이 혈중 알코올 농도의 상승을 예방하는 열쇠

"기름입니다. 기름은 위에 흡수되는 속도가 느리죠. 음식물이 위에 들어오면 소화관 호르몬의 일종인 콜레키스토키닌 등이 분비되면서 위의 출구인 유문(幽門)을 닫고 위 속의 내용물을 섞습니다."

숙취를 방지하는 데 기름이 최고라니! 필자의 경험에 비춰 봐도 확실히 기름은 소화가 잘 안 되고 위에 체류하는 시간이 긴 것 같다.

위에 체류하는 시간은 음식에 따라 차이가 있다. 가령 쌀밥(100g)은 완전히 소화되는 데 2시간 15분, 비프스테이크(100g)는 3시간 15분이 걸리는 반면, 버터(50g)는 12시간이나 걸린다. 이 자료만 보더라도 기름이 얼마나 위에 오래 머무르는지 알 수 있다.

'그래도 술을 마실 때 처음부터 기름기 있는 음식을 먹는 건 부담스러운데……' 하고 생각하는 사람이 많을 것이다.

"혈중 알코올 농도의 상승을 예방하는 차원에서는 기름기를 먼저 섭취하는 것이 이론적으로 맞습니다. 그렇다고 기름을 그대로 먹으라는 것은 아니고요. 올리브유를 뿌린 어패류 카르파초, 마요네즈가 들어간 감자 샐러드 등 기름을 사용한 전채 요리는 다양합니다. 술을 마실 때 먼저 먹어도 부담스럽지 않을 거예요.

그보다는 조금 무겁겠지만 치킨, 감자튀김도 효과적입니다. 술과 혼합됐을 때 반고형(半固形) 상태가 되는 음식물은 더욱 천천히 소장에 도달합니다. 위와 장에서 알코올 흡수를 방해하는 환경을 안주로 얼마큼

조성하느냐가 혈중 알코올 농도의 상승을 예방하는 열쇠입니다.”

그래도 도저히 기름기 많은 안주는 못 먹겠다는 사람은 유지방이 함유된 치즈로 대신해도 된다고 한다. 역시 지방기가 많은 안주는 칼로리가 높은 만큼 과식에 주의하는 것은 기본이다.

음주 전에 미리 마시는 우유는 효과가 있을까?

그렇다면 음주 전에 ‘미리 마시는 우유’는 효과가 있을까?

“우유에는 약 4%의 지방분이 있어서 약간의 효과는 기대할 수 있습니다. 또한 다량의 단백질이 들어 있어 위 점막이 보호될 가능성도 있지요. 적은 양으로 위 전체에 막을 형성하기는 어렵겠지만 약간의 효과는 있을 것입니다.”

마쓰시마 교수에 따르면, ‘술자리가 시작될 때 먹어야 할 또 다른 음식은 양배추 등 비타민U(캐비진)가 풍부한 식품’이다.

“양배추에 들어 있는 비타민U는 위 점막 표층에 있는 뮤신의 양을 증가시킵니다. 뮤신이란 점막에서 분비되는 점액의 주성분으로, 점막을 보호하고 세균의 침입을 방어합니다. 뮤신층이 두꺼워지면 점막 보호 효과가 높아져서 알코올의 자극으로부터 위를 지킬 수 있습니다. 미미하겠지만 알코올의 흡수 속도를 늦추는 효과도 있을 거예요. 쥐 실험 결과에 따르면, 비타민U를 섭취하고 약 한 시간 후 그와 같은 효과가 나타났습니다.”

그리고 보니 꼬치구이 전문점에서 된장, 마요네즈와 함께 생 양배추를 제공하는 것도 '일리가 있는' 셈이다. 여담이지만 비타민U는 비타민류로 정식 분류되는 성분은 아니다. 그러나 위장약 이름으로 사용될 정도로 위 건강을 유지하는 데 도움이 되는 것으로 알려져 있다. 단, 양배추는 가급적 날것에 가까운 상태로 먹는 것이 효과적이다. 비타민U는 수용성이라 열에 약하기 때문이다. 양배추는 포만감, 식욕 억제, 수분 보충의 효과가 있다. 단, 드레싱을 많이 뿌리지 않도록 주의하자.

양배추의 성분은 브로콜리, 아스파라거스에도 풍부하게 들어 있다. 마쓰시마 교수는 그 밖에도 콩, 참마, 오크라 같은 끈적끈적한 식재를 추천했다.

음주 중, 음주 후에는 수분을 충분히 보충

술기운이 서서히 오르게 하는(=혈중 알코올 농도의 급격한 상승을 방지하는) 데 도움이 되는 음식을 알아보았다. 그렇다면 높아진 혈중 알코올 농도를 가급적 빨리 낮춰서 컨디션이 악화되지 않게 하려면 어떻게 해야 할까?

마쓰시마 교수는 '알코올 분해에 필요한 대사 물질을 보충하면 된다'라고 말한다.

“음주로 이미 상승한 혈중 알코올 농도는 금방 낮아지지 않습니다.

그래도 간의 대사를 돕는 성분은 음식을 통해 섭취하는 것이 좋겠죠. 문어와 오징어에 들어 있는 타우린, 해바라기씨와 콩에 들어 있는 L-시스틴, 참깨에 들어 있는 세사민 등의 성분이 여기에 해당됩니다.

물론 수분 섭취도 필수입니다. 알코올은 이뇨 작용을 해서 소변량을 증가시키기 때문에 탈수 증상에 빠지기 쉽습니다. 이를 예방하려면 음주 중에는 물론이고, 음주 후에도 수분을 충분히 섭취하는 것이 좋습니다. 음주 후에는 체내의 수분 유지를 위해 전해질이 함유되어 있는 음료를 마시는 것이 효과적입니다."

식전, 식중, 식후의 상황을 고려해서 안주를 고르면 '당분간 술병은 쳐다보기도 싫다'라는 말이 절로 날 만큼 지독한 숙취에 시달리게 되는 일은 없을 것이다.

하지만 개인마다 알코올 분해 능력에는 한계가 있어서 이를 넘어서면 아무리 안주를 잘 챙겨 먹어도 숙취를 피할 수 없다. 아무쪼록 과음하지 않는 것이 숙취를 예방하는 지름길이라는 사실을 명심하자.

여러 술을 섞어 마시는
'짬뽕 음주'는 위험하다

어드바이스 아사베 신이치 씨
지치의과대학 부속 사이타마의료센터 전 교수

간이 알코올을 처리하는 데 걸리는 시간은?

과음을 하지 않으면 숙취에 시달릴 일이 없다. 그런데 머리로는 이해하면서도 가슴이 뜨거운 사람들은 술이 들어가면 금세 까먹는다. 무슨 수를 써서라도 숙취만은 피하는 게 가장 올바른 음주법이다. 스스로 할 수 있는 숙취 예방책에 대해 생각해보자.

"숙취가 생기는 원인은 기본적으로 몸의 처리 능력을 넘어선 알코올 섭취에 있습니다. 이를 예방하려면 자신의 주량에 맞게 마시는 것이 중요하죠."

지치의과대학 부속 사이타마의료센터의 간 전문의 아사베 신이치 씨의 말이다.

숙취란 술 마신 다음 날 체내에 남아 있는 알코올과 알코올 대사 물질 때문에 컨디션이 저하되는 것을 말하며 두통, 메스꺼움 등 다양한 증상을 동반한다.

"특히 여러 종류의 술을 섞어 마시면 위험합니다. 알코올 도수가 다른 술을 이것저것 마시다 보면 자기가 마신 알코올의 총량을 파악할 수 없기 때문이죠."

예컨대 시작은 맥주로 하고, 흥이 오르면 사케로 바꿨다가, 마무리는 증류식 소주나 위스키 온더록스로 마시는 식이다. 그야말로 최악의 음주 패턴이다. 사케에 손을 댄 시점에서 이미 상당량의 알코올을 섭취한 셈인데, 거기에 알코올 도수가 40도나 되는 위스키까지 가세하면 개인차를 감안하더라도 간의 알코올 처리 능력이 따라갈 수 없다. 요즘도 젊은 층의 모임에서 인기(?)가 여전한 '원샷'도 쌓이고 쌓이면 간에 치명적이다.

"원샷은 단시간에 그 사람의 알코올 처리 능력 이상의 양을 마시게 될 확률이 높습니다. 간에서 제때 알코올 처리가 안 되면 체내에 알코올과 알데히드(알코올이 대사될 때 생기는 물질)가 쌓이면서 혼수상태에 빠지거나 경우에 따라 죽음에 이를 수도 있습니다."

이쯤 되면 숙취의 수준을 넘어섰다고 봐야 한다. 그렇다면 간이 알코올을 처리하는 데 걸리는 시간은 얼마나 될까?

이 계산에는 먼저 '순수 알코올 양'이 필요하다. 순수 알코올 양이란 술에 함유된 에탄올의 양이며, '알코올 도수÷100×마신 양(㎖)×0.8(에탄올의 비중)'로 구한다.

한편, 1시간 동안 분해 가능한 순수 알코올 양은 '체중×0.1(g)'이라고 한다. 간의 크기는 체중과 비례한다고 하니, 체중이 50㎏일 경우 1시간에 처리 가능한 순수 알코올 양은 5그램이다. 주류로 환산하면 맥주 500㎖의 약 4분의 1, 위스키 더블 약 4분의 1잔에 해당하는 매우 적은 양이다. 자신에게 적정한 음주량을 아는 것은 셀프케어의 첫걸음이다.

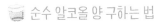 순수 알코올 양 구하는 법

알코올 도수

÷ 100 × 마신 양(㎖)

× 0.8(에탄올의 비중)

= 순수 알코올 양(에탄올 양)

숙취를 예방하는 데는 치즈와 낫토가 최고!

"빈속에 갑자기 술을 마시면 위가 알코올을 빠르게 흡수하기 때문에 숙취가 생길 가능성이 높습니다. 따라서 사전에 배를 조금 채워두는 것이 좋겠지요. 위에 적은 양이라도 음식물이 들어 있으면 알코올의 흡수 속도가 완만해져서 숙취를 예방할 수 있습니다."

아사베 씨는 숙취를 예방하는 가장 좋은 음식으로 치즈를 꼽는다. 치즈의 풍부한 단백질과 지방은 소화·흡수가 더뎌서 위에 장시간 머물기 때문에 알코올의 흡수를 완만하게 해준다.

또한 '위에 고형물이 있으면 포만감이 생겨서 음주 속도를 제어하는 효과'도 기대할 수 있다고 한다. 애주가에게는 빈속에 맥주를 마시는 것만큼 짜릿하고 행복한 순간도 없다지만 숙취에 시달리고 싶지 않으면 '사전에 배를 조금 채우는' 습관을 들이는 것이 좋다.

술자리에서는 안주가 중요하다. 보통은 제철 음식이나 가게의 추천 메뉴를 선택할 텐데 음식의 성분만 꼼꼼히 따져도 건강에 해로운 지독한 숙취는 피할 수 있다. 아사베 씨는 특히 단백질과 비타민B1, 섬유질을 적극적으로 섭취하라고 말한다.

단백질

체내에 들어온 단백질은 최종적으로 소장에서 아미노산으로 분해·흡수되어 간으로 운반된다. 아미노산은 간 해독, 알코올 대사 촉진 등에 관여해 간 기능을 향상시키는 효과가 있다. 일반적으로는 돼지고기, 소고기, 닭고기 같은 동물성 단백질을 통해 섭취할 수 있다. 칼로리와 지방이 걱정되면 콩 등의 식물성 단백질로 대신해도 된다. 아사베 씨는 그중에서도 낫토를 추천한다.

"낫토는 단백질도 풍부하지만 특유의 끈적끈적한 성분이 위 점막을 보호하는 효과가 있어서, 과음한 다음 날 복통과 속쓰림을 완화해줍니다."

비타민B1

알코올과 당질이 체내에 남는 것을 방지하는 두 번째 영양소는 비타민B군이다. 그중에서도 B1의 효과가 뛰어나다.

"알코올이 분해될 때 대량으로 소비되는 비타민B1은 당질의 대사를 지원하고 에너지를 생성하는 데 반드시 필요한 영양소입니다. 과음으로 비타민B1이 부족해지면 다음 날 심한 피로감이 밀려오게 됩니다. 음주 중에는 물론이고, 음주 후에도 의식적으로 섭취해야 할 성분이죠."

비타민B1은 돼지고기, 장어, 명란젓 등에 풍부하다. 여기에 마늘, 양파의 매운맛 성분인 알리신을 곁들이면 흡수 효과가 더욱 높아진다고 한다.

섬유질

마지막은 섬유질이다. 아사베 씨는 "섬유질은 소화되지 않은 상태로 대장까지 도달하는 식품 성분입니다. 치즈처럼 위에 오래 머물기 때문에 알코올의 흡수를 완화해주지요"라고 말한다. 첫잔을 들기 전에 나물 무침이나 샐러드를 먹어두는 것도 효과적이다.

섬유질이 풍부한 안주로는 밥반찬으로도 자주 먹는 우엉(또는 연근) 볶음, 무말랭이가 있다. 술자리에서는 이런 안주를 꼼꼼히 챙겨 먹으면 어느 정도 숙취를 예방할 수 있다.

물 섭취량은 술 섭취량에 비례하는 게 좋다

아사베 씨는 '충분한 수분 보충'도 중요하다고 강조한다.

"술을 마실 때 물을 마시면 위 속의 알코올 농도가 희석되는 효과가 있습니다. 또한 음주 후에는 알코올의 이뇨 작용으로 탈수가 오기 쉽습니다. 이를 예방하기 위해서라도 물을 마셔두면 좋겠죠."

그리고 '물 섭취량은 술 섭취량에 비례'하는 것이 이상적이라면서 술을 마실 때 물을 함께 마시라고 권한다. 애주가들 중에는 물 대신 맥주를 마시는 사람들이 있는데 알코올×알코올 조합은 탈수 증상을 더욱 재촉할 뿐이다.

지금까지 여러 가지 숙취 예방법을 소개했다. 다만 이렇게 한다고 해서 절대 숙취가 안 생기는 것은 아니다.

아사베 씨는 "단백질, 지방, 섬유질, 비타민 등이 골고루 들어 있는 안주를 곁들여서 마시되 처음에는 느긋하게, 이후에는 그날의 컨디션을 보면서 조금씩 주량을 조절하면 숙취를 예방할 수 있을 것입니다"라고 말한다.

기본적으로 '술은 음식과 함께 하는 것'인데 웬일인지 술만 마셨다하면 젓가락을 놓는 사람들이 적지 않다. 술은 '마시는' 게 아니라 맛있는 요리를 곁들여 '음미하는' 것이다.

이 사실만 염두에 두어도 숙취에 시달리는 일이 훨씬 줄어들지 않을까.

술을 많이 마시면
뇌가 쪼그라든다!

어드바이스 가키기 류스케
자연과학연구기구 생리학연구소 교수

사람 이름이 기억나지 않고, 방금 하려던 일을 까먹는 것은 생활 속에서 흔히 겪는 건망증이다. 술 마시는 습관이 없는 사람은 '나이 탓'이라 생각하고 넘기지만 애주가들은 그럴 때마다 일말의 불안감이 엄습한다. 그 불안감의 정체는 '지나친 음주로 인한 뇌 기능 저하'이다.

알코올은 지주막하 출혈, 뇌경색, 치매 같은 뇌 질환에는 정말 치명타인 걸까?

자연과학연구기구 생리학연구소의 가키기 류스케 씨에게 물어보았다.

"뇌경색 등 알코올 과잉 섭취로 생긴 성인병의 혈관 질환과 평소 술을 많이 마셔서 생기는 알코올 의존증 등을 제외하면 적당량의 술이 뇌에 직접적인 손상을 입힐 위험은 높지 않다고 봅니다. 하지만 술을 자주 마시는 사람의 뇌를 조사해보면 그렇지 않은 사람에 비해 연령 대비 위축되어 있는 경향을 볼 수 있습니다."

즉, 알코올이 뇌를 쪼그라들게 하는 원인으로 작용한다는 것이다.

일반적으로 뇌 위축은 30세 이후 시작되는 피할 수 없는 노화 현상의 하나이다. 주로 백질(白質)을 이루는 신경섬유다발이 사멸되면서 뇌가 점점 작아진다. 뇌 위축에 따른 대표적인 자각 증상은 기억력 감퇴이며, 급속도로 진행되면 치매로 악화되기도 한다.

"그렇지 않아도 나이가 들면 뇌가 위축되기 마련인데, 알코올이 가세하면 더 빨리 진행됩니다. 같은 연령대의 '음주자'와 '비음주자'의 뇌를 MRI(자기공명영상) 이미지로 비교해보면 전자의 뇌가 후자에 비해 10~20% 정도 위축되어 있는 것을 볼 수 있습니다. 특히 눈에 띄는 것은 대뇌 좌우에서 뇌척수액을 가득 담고 있는 측뇌실이 커져 있는 것입니다. 이것은 뇌 전체가 작아짐으로써 측뇌실이 넓어진 것을 나타냅니다."

알코올로 인한 뇌 위축 현상에 대한 가키기 씨의 설명이다. 그렇다면 알코올은 구체적으로 뇌의 어느 부분에 큰 영향을 미치는 걸까?

"예를 들어 뇌 위축을 발병 원인의 하나로 보는 치매나 알츠하이머병은 기억을 관장하는 해마, 이성을 제어하는 전두엽, 언어 인식과 시청각을 담당하는 측두엽 전방의 위축이 두드러지는 반면, 알코올의 영향으로는 뇌 전체가 위축됩니다.

최근에는 음주량과 뇌 위축 정도는 상관관계가 있어서 음주 이력이 긴 사람일수록 진행이 빠르다는 연구도 발표되었습니다. 음주 빈도('휴간일'의 유무), 술의 종류(증류주, 양조주 등)와는 관계없이 '평생 마시는 알코올의 총량'이 큰 영향을 미치는, 즉 술을 마시면 마실수록 빠르게 위축되는 것입니다.

무서운 점은 한번 죽은 뇌신경 세포는 다른 장기에 있는 줄기세포처럼 재생되지 않으며(일부 예외 있음), 다시는 원래 크기로 돌아가지 않는다는 점입니다."

또한 가키기 씨에 따르면, 평소 알코올을 대량으로 마시는 고령 남성을 조사했더니 거의 마시지 않는 남성보다 치매에 걸릴 위험성은 4.6배, 우울증은 3.7배 높은 것으로 나타났다.

평생 알코올 총 섭취량과 뇌 위축의 상관관계에 대해서는 아직 학술적 결론이 나지 않았지만, 과음이 뇌 질환의 위험성을 높인다는 사실은 부정하기 어렵다.

과음이 치매와 우울증을 유발할 위험성이 높다는 것을 알면서도 술을 끊지 못하는 사람이 많다. 간은 술을 마시면 어느 정도 내성이 생기듯이, 뇌도 이러한 '훈련 효과'를 기대할 수 있을까? 가키기 씨에게 물어보았다.

"뇌 과학자로서 말씀드리면 아쉽게도 뇌는 알코올에 의한 내성이 생기지 않습니다. 만약 그런 방법이 있다면 저도 주당의 한 사람으로서 꼭 알고 싶네요(웃음). 생리학의 관점에서 보자면 뇌에게 알코올은 애초에 독이니까요."

'독'이라는 말에 순간적으로 놀랐겠지만, 화학적으로 합성된 약도 우리 인체에는 일종의 독이라 할 수 있다. 그러나 예부터 '술은 백약지장(酒乃百藥之長)'이라는 말이 있다. 술은 백 가지 약 중 가장 으뜸이라는 뜻이다. 정말 술이 뇌에 미치는 좋은 점은 전혀 없는 것일까.

'한 줄기 빛'이 되어줄 그래프를 소개한다. 음주량과 치매의 상관관계를 조사한 연구에서는 적당량(일주일에 350㎖짜리 맥주 1~6병)의 술을 마시는 사람은 치매에 걸릴 위험성이 가장 낮다는 결과가 나왔다.

즉, 독과 약은 종이 한 장 차이라는 소리이다. 조절만 잘한다면 술은 뇌에 '백약지장'이 될 수도 있다.

"알코올이 뇌를 위축시키는 것은 사실이지만, 기억에 관여하는 해마나 신체의 균형 기능을 담당하는 소뇌처럼 중요한 영역이 급격히 변

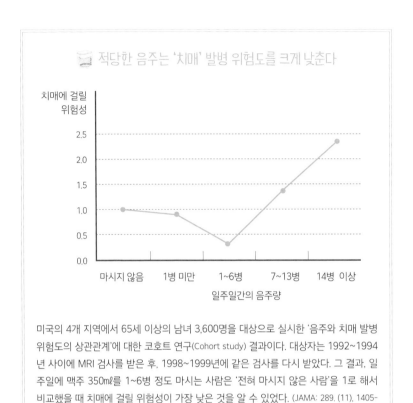

적당한 음주는 '치매' 발병 위험도를 크게 낮춘다

치매에 걸릴
위험성

2.5
2.0
1.5
1.0
0.5
0.0

마시지 않음　　1병 미만　　1~6병　　7~13병　　14병 이상

일주일간의 음주량

미국의 4개 지역에서 65세 이상의 남녀 3,600명을 대상으로 실시한 '음주와 치매 발병 위험도의 상관관계'에 대한 코호트 연구(Cohort study) 결과이다. 대상자는 1992~1994년 사이에 MRI 검사를 받은 후, 1998~1999년에 같은 검사를 다시 받았다. 그 결과, 일주일에 맥주 350㎖를 1~6병 정도 마시는 사람은 '전혀 마시지 않은 사람'을 1로 해서 비교했을 때 치매에 걸릴 위험성이 가장 낮은 것을 알 수 있었다. (JAMA: 289. (11), 1405-1413, 2003)

화하지 않는 한 일상생활에 지장을 주지는 않습니다. 적당히 마시면 뇌 위축이 천천히 진행되는 것 외에는 크게 걱정할 필요가 없습니다."

　　주당을 자처하는 가키기 씨는 과음을 방지하기 위해, 술 약속이 있는 날은 가족에게 데리러 와달라고 부탁한다고 한다. 그러면 '조금 더' 마시고 싶어도 밤중에 일부러 온 가족에게 미안해서 집에 갈 수밖에

없기 때문이다.

평생 건강하게 술을 즐기려면 '한 잔 더' 하고 싶을 때 술잔을 놓는 자제가 필요하다. 이것이 바로 뇌와 몸에 부담을 주지 않는 올바른 음주법이다.

사케는 우리 몸에
이로울까, 해로울까?

어드바이스 다키자와 유키오
아키타대학 명예교수

사케에는 '생명의 원천' 아미노산이 풍부

요즘 사케의 인기가 굉장하다. 특히 준마이슈(純米酒, 70% 정미한 쌀과 누룩, 물로 빚은 청주), 준마이긴죠슈(純米吟釀酒, 60% 이하로 정미한 쌀과 누룩, 물로 빚은 청주)의 제조량이 꾸준히 증가하며 성장세를 보이고 있다. 최근에는 주말마다 각지에서 사케 이벤트가 열릴 만큼 과열된 모습이다.

그동안 필자는 술과 관련된 여러 행사를 추진해왔는데, 그 열기가 수년 전과는 전혀 다른 양상을 보인다. 여성 참가자가 늘어나는 것을 보면서 사케는 앞으로 더 큰 인기를 얻게 될 것으로 전망한다.

이러한 사케의 인기와 다르게 건강에 미치는 영향에 대해서는 우려의 목소리가 크다. 실제로 사케는 건강을 해치는 주범으로 취급받을 때가 많다.

'사케는 당질이 많아서 당뇨병이나 고혈압 환자는 소주를 마시는 게 낫다'라고 믿는 사람이 많은 것 같다. 그중에는 의사가 그렇게 지시했다는 사람도 있을 정도이다.

매일 사케를 마시는 필자로서는 항간에 떠도는 이러한 소문이 사실은 아닐까 몹시 불안하다. 과연 사케는 몸에 이로울까, 해로울까. 이 부분을 확실히 짚고 넘어가기 위해 아키타대학 명예교수이자 사케 애호가인 다키자와 유키오 씨에게 이야기를 들어보았다.

다키자와 유키오 씨는 오랫동안 사케와 건강의 관계에 대해 연구하면서 여러 권의 저서를 집필했다.

다키자와 씨를 만났을 때 우선 놀란 것은 그의 아름다운 피부였다. 올해로 84세인데도 반들반들 윤기가 흘렀고 검버섯도 보이지 않았다. 세로로 깊이 팬 주름도 없었을 뿐 아니라, 손과 팔 안쪽도 어찌나 팽팽하던지 넋을 잃고 쳐다봤을 정도이다. 그는 매일 사케를 1.5~2홉 마신다고 한다.

사케는 건강에 좋을까? 단도직입적인 질문에 다키자와 씨는 힘찬 어조로 다음과 같이 답변했다.

"사케는 영양가 높은 미량 성분이 풍부합니다. 그 속에 항산화 작용, 혈액 응고 제어 작용, 항암 작용에 관여하는 활성 물질이 있어서 성인병을 예방하지요. 매일 '적당히' 마시면 건강에 좋은 영향을 미칩니다. 또한 아미노산, 유기산, 비타민 등 120종류 이상의 영양 성분이 들어 있으며, 특히 아미노산 함유량이 월등히 많습니다. 바로 이 아미노산이 소주나 위스키 등의 증류주에는 없는 건강 도우미인 셈입니다."

'생명의 원천'이라 불리는 아미노산. 사케에는 체내에서 생성되지 않는 필수 아미노산인 라이신, 트립토판, 류신, 아이소류신을 비롯해 운동에너지원인 알라닌이 들어 있다. 그리고 내분비·순환기계 기능을 조정하고 성장호르몬 분비를 자극하는 아르지닌, 면역 기능 유지 및 소화관 보존 작용을 하는 글루탐산 등 다양한 아미노산을 함유하고 있다. 특히 두 가지 이상의 아미노산이 결합된 펩타이드는 양조 알코올을 첨가하지 않은 준마이슈에 가장 많다(다음 페이지 표).

'당뇨병에 사케는 금물'이라는 것도 옛말

"사케에서 발견된 활성 펩타이드는 당뇨병 환자의 인슐린 감수성(일정량의 인슐린이 분비됐을 때 혈당이 저하되는 정도)을 개선하고 고혈압, 동맥경화 같은 심질환의 위험을 낮춥니다. '당뇨병에 사케는 금물'이라는 것도 옛말입니다. 요즘은 당뇨병학회에서도 혈당 조절이 양호하고 합병증이 없는 경우, 하루에 1홉(순수 알코올로 환산했을 때 20g에 해당) 정도는 섭취를 허용하고 있습니다."

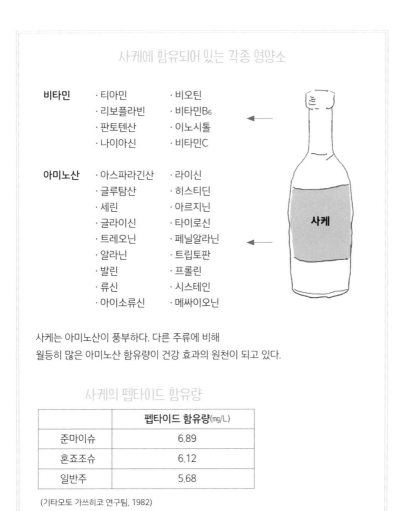

사케에 함유되어 있는 각종 영양소

비타민
- 티아민
- 리보플라빈
- 판토텐산
- 나이아신
- 비오틴
- 비타민B_6
- 이노시톨
- 비타민C

아미노산
- 아스파라긴산
- 글루탐산
- 세린
- 글라이신
- 트레오닌
- 알라닌
- 발린
- 류신
- 아이소류신
- 라이신
- 히스티딘
- 아르지닌
- 타이로신
- 페닐알라닌
- 트립토판
- 프롤린
- 시스테인
- 메싸이오닌

사케는 아미노산이 풍부하다. 다른 주류에 비해
월등히 많은 아미노산 함유량이 건강 효과의 원천이 되고 있다.

사케의 펩타이드 함유량

	펩타이드 함유량(mg/L)
준마이슈	6.89
혼죠조슈	6.12
일반주	5.68

(기타모토 가쓰히코 연구팀, 1982)

다키자와 씨에 따르면, 아르지닌도 당뇨병 개선 효과를 기대할 수
있다. '국민병'으로 불리는 당뇨병은 인슐린이 제대로 분비되지 않아

서 혈당이 높아지고 고혈압이 지속되는 질환이다. 엄격한 식사 제한이 필요하기 때문에 특히 당질이 많은 사케는 '독'으로 취급되어왔다. 그런데 '사케는 금물'이라는 것도 옛말이 되었다니!

아마 이런 내용을 처음 접하는 사람도 많으리라 생각한다. 어쨌건 마실 수 있는 양은 제한적이지만 그동안 사케를 금해야 했던 당뇨병 환자에게는 희소식이다. 또한 고맙게도 사케의 아미노산은 당뇨병을 비롯한 대부분의 성인병에 치료 효과를 기대할 수 있다고 한다.

"글루탐산, 시스테인, 글라이신에서 분비되는 트리펩타이드(글루타싸이온)는 항산화 작용이 있어서, 혈관에 쌓여 동맥경화를 일으키는 나쁜 콜레스테롤을 제거하고 협심증, 심근경색 같은 허혈성 심질환을 예방하는 효과가 있습니다. 코호트 연구를 통해 이미 결과가 나왔습니다만, 적정량의 음주는 당뇨병을 비롯한 성인병 예방에 효과를 기대할 수 있습니다."

적당히 마시면 말 그대로 '백약지장'이 되어주는 사케이다. 더구나 나이가 들면서 나타나는 여러 가지 질환에도 어느 정도 치료 효과를 기대할 수 있다. 먼저 노화, 치매에 따라다니는 기억 장애에 대해 살펴보자.

"인간의 학습 기능은 대뇌에 있는 항이뇨 호르몬(바소프레신)의 신경 전달에 의해 이루어집니다. 이 신경 전달 물질이 정상적으로 분비되지 않으면 기억 장애가 발생합니다. 이것이 치매의 발병에 관여하는 게 아닐까 추측하고 있습니다. 사케에서 발견된 펩타이드(프롤린 특이성 효소)는 뇌 전반에 존재하며, 항이뇨 호르몬 등을 조정하고 학습과 기억 능력을 개선시키는 것으로 밝혀졌습니다."

사케에서 발견된 세 가지 펩타이드는 유럽과 미국에서도 화제가 되었다고 한다.

사케는 암세포 증식을 억제하는 효과가 있다

다키자와 씨는 사케에 함유된 미량 성분 속에 암세포 증식 억제 효과가 있는 것도 실험을 통해 확인했다. 실제로는 아키타현의 준마이슈를 인간의 방광암, 전립선암, 자궁암 세포에 각각 주입하고 24시간 동안 배양해 암세포의 변화를 관찰했다. 그 결과 64배로 희석한 사케에서는 90%, 128배로 희석한 사케에서는 50% 이상의 암세포가 괴사했다.

"위스키, 브랜디 등 증류주로도 같은 실험을 했지만 사케와 같은 효과는 없었습니다. 증류주와 양조주의 가장 큰 차이는 아미노산의 유무입니다. 사케에 있는 저분자량의 아미노산으로 인해 이러한 결과가 비롯됐다고 할 수 있습니다. 또한 사케에 함유된 글루코사민은 항암성을 띠는 내추럴 킬러 세포를 활성화하는 것으로 나타났습니다."

암, 치매, 당뇨병 등 현대인을 괴롭히는 다양한 질병에 효과가 기대된다고 하니 적당량의 시케를 마시면 건강하고 즐거운 노후를 보낼 수 있을 것만 같다.

그러나 다키자와 씨는 "그저 마시는 게 능사가 아닙니다. '양'이 중요하지요. 과음은 금물입니다"라고 일침을 놓는다. 그렇다면 어느 정도가 적당할까?

"하루에 1~2홉 정도가 가장 좋습니다. 제 나이에도 휴간일은 필요치 않습니다. 일주일의 총량을 따졌을 때 하루 2홉 정도는 괜찮을 겁니다. 일본 알코올건강의학협회에서도 전반적인 음주의 적당량을 2홉으로 정하고 있습니다."

다키자와 씨 본인도 휴간일 없이 매일 밤 준마이슈를 1~2홉 정도 즐긴다고 한다. 여기에 '안주를 곁들인다', '취기가 오를 때 멈춘다'의 원칙을 명심하면 사케의 건강 효과를 누릴 수 있다. 무엇이든 지나치면 부족한 것만 못한 법, 언제나 과음하지 않도록 주의하자.

2장

내 몸을 지키는
셀프케어

성대 결절의 주범은
음주인가, 흡연인가?

어드바이스 구스야마 도시유키
도쿄보이스클리닉 시나가와이비인후과 원장

연말연시 매일같이 이어지는 술자리에서 이틀날까지 '풀코스'로 즐기다 보면 다음 날 목소리가 잘 안 나오거나 목이 쉴 때가 있다.

마치 '물장사로 잔뼈가 굵은 여성'처럼 주당 중에는 '목소리가 쉰' 사람이 많다. 이를 두고 '주독'이 원인이라고 생각하는 사람이 적지 않다. 즉, '알코올 때문에 성대가 망가진 결과'라는 것이다.

사람들이 흔히 '주독'이라 일컫는 신체의 현상이 의학적으로도 존재하는 것일까? 도쿄보이스클리닉 시나가와이비인후과의 원장인 구스야마 도시유키 씨에게 물었다.

흡연이 성대의 혈관 수축과 건조의 원인이다

"위스키처럼 알코올 도수가 높은 술은 목이 후끈후끈 타 들어가는 느낌이 들어서인지 옛날부터 음주 후 목소리가 허스키해지는 것을 '주독'이 올랐다고 표현했습니다. 그런데 사실 알코올은 성대에 직접적인 영향을 미치지 않습니다. 쉰 목소리는 주로 흡연과 관계가 많지요. 저희 클리닉을 찾는 환자분들도 예외는 없습니다."

이럴 수가, 항간에 떠돌던 목소리에 영향을 미치는 '주독'이라는 것은 존재하지 않았다! 그렇다면 담배의 어떤 점 때문에 목소리가 쉬는 것일까.

"성대는 후두개(喉頭蓋)와 기관(氣管) 사이의 '후두'에 있습니다. 목소리의 동력원은 날숨이며, 양옆에 있는 두 개의 성대가 닫히고 성대의 점막이 진동하면서 소리가 나지요. 하지만 담배를 피우면 성대의 혈관이 수축돼서 혈행장애가 일어나고, 저온 화상까지 겹쳐 성대가 붓거나 변형됩니다. 현악기로 말하면 현의 굵기와 탄력이 고르지 않은 상태에 비유할 수 있습니다. 흡연은 목의 건조함까지 유발하니 성대에는 최악의 환경인 셈이죠."

흡연자는 대부분 음주 중에 담배를 더 많이 피운다. 흡연으로 인해 목이 일시적으로 쉬는 것은 큰 문제가 없다. 하지만 "헤비 스모커처럼 만성적으로 성대 부종이 오면 양쪽 성대에 물혹이 생기는 '후두폴립'에 걸릴 위험성이 높아진다"라고 구스야마 씨는 지적한다.

건강과 흡연의 관계를 나타내는 '브링크만 지수(Brinkman Index)'를 보면, 후두폴립의 발병 위험도가 '10개비(1일)×20년' 수준에서 급격하게 높아진다. 이것은 흡연량을 기준으로 후두암 발병 위험도인 '20개비(1일)×20년'의 전 단계 수준이다.

후두폴립은 목이 쉬거나 저음이 나는 것이 특징인데, 증상이 가벼울 때는 금연으로 개선되지만, 악화되면 성대 점막 밑에서 폴립이 된 세포 조직을 제거해야 한다.

아름다운 목소리를 지키려면 금연은 필수이다. 목 건강에는 정말 '백해무익'한 것이 담배인데, 비흡연자도 술자리에서 담배 연기를 마시게 될 때가 많으니까 조심해야 한다.

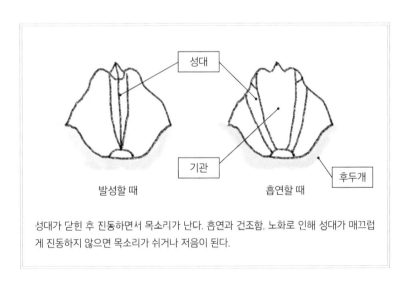

성대가 닫힌 후 진동하면서 목소리가 난다. 흡연과 건조함, 노화로 인해 성대가 매끄럽게 진동하지 않으면 목소리가 쉬거나 저음이 된다.

목 전문의가 '목이 쉬는 원인은 담배'라고 판정을 내렸음에도 여전히 의문은 남는다. 술을 마시지만 담배는 피우지 않는 사람이 목이 쉬는 경우이다.

필자 주변의 주당 중에도 담배를 피우지 않는데 과음한 다음 날 아침이면 '목 컨디션이 안 좋다', '목소리가 잘 안 나온다', '목소리가 탁해진다'라는 사람이 많다. 술과 목 트러블은 정말 아무런 인과관계도 없는 것일까?

"목소리가 쉬는 주원인은 알코올이 아닌 외부 요인일 가능성이 있습니다. 잦은 음주 때문에 주로 발생하는 역류성 식도염(강한 산성을 띠는 위액과 위에서 소화 중이던 음식물이 식도로 역류해 생기는 염증)도 그중 하나입니다. 알코올은 위에 있는 음식물이 역류하는 것을 방지하는 근육의 움직임을 둔화시킬 뿐 아니라, 위산 분비를 촉진해 점막에 상처를 입히고 성대에도 악영향을 미칩니다. 그래서 목소리가 쉬게 되는 것이죠."

그러고 보니 목구멍 속을 시큼하게 만드는 위산은 음주 후에 역류하는 경우가 많았다. 역류성 식도염이 위와 식도뿐만 아니라 목소리에도 영향을 미친다는 설명이다.

"또 음주에 따른 체내의 수분 부족도 생각해볼 수 있습니다. 알코올 때문에 항이뇨 호르몬이 억제되면 소변 배출량이 늘어서 가벼운 탈수 상태가 오고 목도 건조해지죠. 또한 혈관 속의 알코올은 세포에서 수분을 빼앗습니다. 정상적인 성대는 여성의 경우 1초간 200~250회 진동하며(남성은 100~120회) 목소리를 만드는데, 목이 건조하면 진동이 매끄럽지 않아서 목소리가 잘 안 나오게 됩니다. 말을 너무 많이 해서 목이 쉬는 것도 건조함에 원인이 있습니다. 덧붙이면 술안주로 염분을 과다 섭취해도 성대가 붓고 목이 건조해집니다."

구스야마 씨의 말에 고개가 끄덕여지는가? 그런데 더 최악의 원인이 따로 있다고 한다. 바로 '음주 후의 노래방'이다. 음주 후 노래방이 필수 코스인 주당들은 그냥 넘길 수 없는 일이 아닌가? 평소 거나한 술기운에 의지한 채 2차, 3차 노래방을 달리며 업무 중에 쌓인 울분을 토해내고 스트레스를 푸는 사람이 적지 않을 것이다.

음주 후 노래방이 성대를 망치는 3대 요인

"음주 후의 노래방이 성대에 '악영향을 미치는 3대 요인'은 다음과 같습니다. 먼저 '자기 음정보다 높여 부르기'입니다. 성대가 심하게 혹사당하는 노래 방식이지요. 다음은 '춤추며 노래하기'입니다. 춤으로 운동 효과가 더해지면 호흡량이 증가하고, 그 때문에 큰 소리로 노래를 부르게 되죠. 그러면 목이 건조해져서 이중 손상을 입게 됩니다. 이때 목을 축인다고 술을 마시면 앞에서 언급했던 항이뇨 호르몬 작용 때문에 체내의 수분이 손실됩니다. 마지막은 '큰 목소리로 대화하기'

입니다. 노래방이 워낙 시끄러워서 아무래도 큰 소리로 대화할 수밖에 없는데, 그것이 성대에는 큰 부담이 됩니다. 음주를 하는 동안 말을 많이 하면 입 호흡을 하게 돼서 성대가 더욱 건조해지는데요, 입 호흡은 코 호흡보다 흡입 공기량이 약 6배나 많다고 합니다."

분위기가 달아오르면 왕년의 히트곡을 부르며 안무를 곁들이거나 막춤을 출 때도 있다. 때로는 노래하는 사람에게 분위기를 맞추느라 과도한 가무를 즐기는 경우도 있다. 몸을 쉴 새 없이 움직이며 설명해야 하는 에어로빅 강사들 중에는 운동과 발성을 동시에 함으로써 목이 쉬어버리는 '성대 결절' 질환을 앓는 사람이 많다고 한다.

그렇다면 음주 후 목이 쉬었을 때, 더 악화되지 않도록 하는 방법은 없을까.

"아쉽게도 성대를 단련할 수는 없습니다. 몸은 나이를 먹으면서 세포의 보수력(保水力)이 떨어지기 때문에 어느 정도 목소리가 낮아지는 것은 피할 수 없습니다. 몸의 건조함을 예방하는 차원에서도 술은 적정량을 지키는 것이 이상적입니다. 그리고 술자리에서 부지런히 물을 마시면 기도액이 원활하게 분비되어 성대가 건조해지지 않습니다. 술자리가 계속되는 시즌에는 되도록 큰 소리를 내지 말고 주량을 조절하는 것도 하나의 방법입니다. 만약 한 달 이상 목소리가 돌아오지 않으면 하루빨리 이비인후과 전문의에게 진찰을 받고 내시경 검사 등을 받는 것이 좋습니다."

송년회 시즌에 목소리가 쉬면 일에 지장이 생기는 사람도 분명히 있다. '주독'이 목소리 변형의 직접적인 원인이 아니라고 해서 술기운에 2차, 3차 노래방으로 내달리지 않도록 정신줄(?) 단단히 붙잡기를 바란다.

맥주를 마실 때
소변이 마려운 이유?

어드바이스 하야시 마쓰히코
게이오기주쿠대학병원 혈액투석센터장/교수

술자리가 시작되고 연거푸 술잔을 기울이다 보면 슬슬 소변이 마려워진다. 일단 화장실에 가기 시작하면 봇물 터지듯 짧은 시간에 여러 번 가는 일도 적지 않다. 주당들은 소변을 봄으로써 몸 안의 알코올을 배출할 수 있다고 멋대로 해석하는 경향이 있는데, 사실 이 생리 현상에는 위험이 도사리고 있다고 한다.

잦은 과음으로 인해 '초토화'가 될 우려가 있는 기관은 바로 '신장'이다.

신장은 소변을 만들고 혈액 속의 노폐물을 배출하는 중요한 기관이다. 신장과 알코올의 관계에 대해 게이오기주쿠대학병원의 교수인 하야시 마쓰히코 씨에게 물어보았다.

소변량은 마신 맥주량의 1.5배가 되기도 한다!

"음주 중에 화장실을 자주 가는 것은 알코올이 뇌하수체의 항이뇨 호르몬을 억제해 필요 이상으로 소변이 많이 나오기 때문입니다. 맥주를 마셨을 때의 소변량은 실제로 마신 술의 양보다 1.5배가 많은 것으로 나타났습니다. 맥주를 비롯한 알코올 섭취는 수분 보급은커녕 오히려 체내의 수분량을 떨어뜨리고 탈수를 유발할 위험이 있습니다."

주당들 중에는 물 대신 맥주를 마신다는 사람이 많은데, 수분 보급은커녕 오히려 체내 수분을 배출하게 되는 셈이다. 실제로 술기운이 더 오르면서 갈증을 더 심하게 느낀 사람도 많을 것이다.

그렇다면 알코올 때문에 손실된 수분을 물로 보충하면 되지 않을까?

"그렇긴 한데 문제는 양입니다. 음주 중에 물을 벌컥벌컥 마시면 오히려 역효과가 날 수 있습니다. 수분을 과잉 섭취하면 혈중 나트륨 농도가 필요 이상으로 떨어져서 저나트륨혈증을 초래, 허탈감과 식욕부진, 구역질 같은 증상이 나타납니다. 술의 양과 비슷하게 마시면 됩니다."

하야시 씨에 따르면, 음주로 인한 질병을 예방하기 위해 기준으로 삼을 만한 것이 있다. 그중 하나가 '소변 색의 변화'이다.

건강한 사람의 소변은 보통 '옅은 노란색'을 띤다. 혈중 헤모글로빈에 있는 헴(Heme) 분자가 노폐물로 바뀌어 배출된 것이 소변을 노랗게 만드는 우로빌리노겐이라는 물질이다.

"즉, 소변이 옅은 노란색을 띠는 것은 적정량의 헴 분자가 들어 있고 또 수분 과잉 상태가 아니라는 증거입니다. 물만 대량으로 마시면 소변의 색이 옅어지면서 차츰 투명에 가까워지죠. 반대로 술만 마시고 수분을 보충하지 않으면 신장이 평소처럼 기능하지 못해서 점점 진한 노란색의 소변이 나오게 됩니다. 게다가 소변량이 감소하면 가벼운 탈수 증상이 동반될 우려가 있습니다."

대량의 소변을 여러 번 봤다고 해서 알코올이 배출됐다고 기뻐할 일이 아니었다. 게다가 소변의 양이 줄어드는 것은 '탈수 징후'일 수도 있다!

신장이라고 하면 흔히 인체의 불순물을 걸러내고 소변을 배출하는 기능만 떠올리기 쉽다. 신장의 역할은 여기에 그치지 않고 생명 유지의 기본이라 할 수 있는 '체내의 수분 유지를 제어하고', 또 '인체에 없어서는 안 될 염분을 조절한다'.

"염분을 과잉 섭취하면 자연히 혈중 나트륨 농도가 높아집니다. 그러면 세포의 삼투압이 높아져서 수분을 보충하려고 하죠. 이때 혈액을 정상적인 염분 농도(0.9%)로 복구하기 위한 호르몬이 신장에서 뇌로 분비됩니다. 그러면 우리 몸은 심한 갈증을 느끼며 자연스럽게 물을 원하는 상태가 됩니다."

이때 주의해야 할 점은 안주이다.

애주가들의 단골 안주에 들어 있는 대략적인 염분 함량을 보면 젓갈 4.8g, 어묵튀김(3개) 3.3g, 건어물(5~6마리) 2.0g, 닭튀김(3조각) 1.16g이다. 이것만으로도 벌써 11.26그램의 염분을 섭취한 셈이다(출전:《식품 80㎉ 가이드》여자영양대학 출판부).

후생노동성이 정한 나트륨(염분)의 하루 섭취 기준은 남성 8g 미만, 여성 7g 미만인데, 평소 애주가들이 즐기는 안주에 포함된 염분 함유량이 꽤 높다는 사실을 알 수 있다. 알코올만으로도 탈수 현상이 오는데 염분까지 가세하면 '갈증의 악순환'은 더욱 심해진다. 이런 상태에서 몸은 갈수록 수분을 원하지만, 애주가들은 오히려 목을 축인다며 술잔에 손을 뻗는 빈도가 더 높아진다.

중장년층의 음주는 탈수가 생길 가능성이 높다

"약 200만 개의 모세혈관으로 이루어져 있는 사구체는 신장 내에서 체액량과 염분 농도를 일정하게 유지하는 조직입니다. 심장에서 흘러온 혈액에서 소변의 바탕이 되는 원뇨를 만들거나, 소변의 배출량을 조절하는 역할을 하지요. 나이가 들면 사구체 기능이 점점 저하되면서 몸의 보수력이 떨어지기도 하는데, 이때 소변 색이 옅어집니다. 바꿔 말하면 진한 노란색의 소변은 몸이 보수력을 유지하면서 노폐물 등을 제대로 걸러내고 있다는, 즉 신장 기능이 잘 유지되고 있다는 증거입니다."

노화에 따른 신장의 기능 저하는 당연히 성별 차나 개인차가 있으나, 사구체 여과율을 나타낸 'GFR(Glomerular Filtration Rate)' 수치를 보면 대개 40세를 기점으로 매년 1%씩 저하되고 있다. 생각만 해도 등골이 서늘하지 않은가. 거기에 과도한 음주 습관까지 있으면 저하 속도가 더 빨라진다고 한다.

"GFR이 저하되면 몸의 보수 능력, 즉 신장의 탄력성이 떨어지면서 몸에 저장되는 수분량이 줄어들어 결과적으로 소변 횟수가 증가하는 경우도 많습니다. 쉽게 말해서 나이를 먹을수록 탈수 증상이 오기 쉬운 것이죠. 게다가 알코올 때문에 항이뇨 호르몬이 억제되면 소변량이 더욱 늘어나 몸의 수분도 점점 더 많이 빠져나갑니다. 그래서 중장년층의 음주는 탈수 증상을 유발할 가능성이 높은 것입니다."

따라서 음주 시 소변의 색과 양을 항상 확인하고, 적정량의 수분을 섭취함으로써 탈수를 예방해야 하는 것이다.

그렇다면 GFR을 높이는 방법은 없을까. 하야시 씨는 "신장 기능이 만성적으로 저하되면 유감스럽게도 현대 의학으로는 GFR 수치를 다시 높일 수 없습니다"라고 말한다. 신장 기능이 개선되는 것처럼 광고하는 보조제가 여기저기 나오고 있지만, 확실한 효과를 나타내는 연구

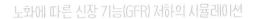

노화에 따른 신장 기능(GFR) 저하의 시뮬레이션

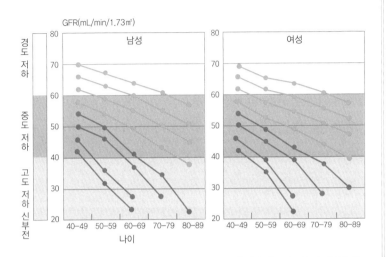

신장 기능의 지표인 GRF는 40세를 기점으로 매년 1%씩 저하되는 것으로 나타났다. 그 래프의 녹색 선은 40세 시점의 수치를 바탕으로 미래의 수치를 시뮬레이션한 것이다. 회색 선은 만성 신장병(CKD)이 있는 경우를 나타낸다. 고령이 될수록 급격한 GFR 저하 가 예상된다. GFR 수치가 20 아래로 떨어지면 '인공투석'이 필요요진다. (일본신장학회 CKD대책위원회 역학 WG, 2006에서 인용 개편)

데이터는 아직 존재하지 않는다는 것이 의학적 정설이다.

만약 소변에 이상 징후가 나타나거나 걱정되는 부분이 있으면 하루 빨리 의사에게 상담을 받도록 하자. 자신의 신장에서 이상 징후가 느껴진다면 알코올과 염분 섭취를 모두 끊어야 하는 것은 아닐까?

"알코올과 염분의 과잉 섭취는 신장과 간에 상당한 부담을 주기 때문에 전문의 입장에서는 모두 자제를 권하는 편입니다. 그래도 알코올을 끊기가 힘들다는 분들은 최소한 다음 세 가지를 주의했으면 합니다. 비만, 고혈압, 담배입니다. 모두 혈관에 부담을 줄 뿐 아니라 GFR을 저하시키는 요인으로 밝혀졌기 때문이지요. 일반적으로 알려진 성인병 예방 수칙을 철저히 지키면 신장 기능의 저하를 최소화할 수 있습니다."

애주가들에게 많은 '성인병', 더불어 그들에게는 '정량의 음주'가 마냥 높은 벽처럼 느껴질 뿐이다. 그래도 신장의 건강을 지키고 싶다면 최소한의 노력이라도 해야 하지 않을까.

술은 살찌지 않는
엠프티 칼로리인가?

어드바이스 하야시 히로유키
시부야DS클리닉 시부야원 원장

맥주, 사케, 와인 같은 양조주는 살이 찐다?

'술은 마음껏 마시고 싶은데 살찌기는 싫다.'

매일같이 술잔을 기울이는 애주가일수록 비만에 대한 걱정은 커져만 간다. 필자 주변의 애주가들을 보면 확실히 날씬하다고 하기는 어려운, 복부비만 등 비만형 체형인 사람들이 많다. 게다가 비만 때문에 '지방간', '당뇨병', '통풍' 등의 성인병으로 고생하는 사람도 적지 않다.

최근에는 "술이 '엠프티 칼로리(empty calory, 영양소는 없고 칼로리는 높다)'라서 살이 찌지 않는다"라고 주장하는 다이어트 이론도 등장했는데, 술자리를 많이 가지면 체중이 늘지 않을 수가 없다. 그렇다면 술과 비만은 어떤 상관관계에 있는 것일까?

다이어트 전문 의원인 '시부야DS클리닉'의 하야시 히로유키 씨에게 물어보았다.

"술을 순수 알코올로 환산하면 1g당 7.1kcal인데, 그중 약 70%는 대사로 소비된다고 밝혀졌습니다. 이것이 '알코올은 엠프티 칼로리', 즉 살찌지 않는다고 주장하는 이유 중 하나죠. 게다가 같은 칼로리를 지방과 당질로 취한 경우와 비교하면 알코올 자체에는 영양소가 없어서 체중이 늘어날 가능성이 적다고 볼 수 있습니다. 이 내용들을 종합하면 순수 알코올만 섭취할 경우에는 살이 거의 안 찐다고 할 수 있겠지요. 하지만 맥주, 사케, 와인 같은 양조주에는 당질과 단백질이 들어 있어서 많이 마시면 섭취 칼로리가 당연히 높아집니다. 따라서 '적당량'을 지키는 것이 중요합니다."

하야시 씨가 말하는 '적당량'이란 순수 알코올로 20~40g 범위 내에서 섭취하는 것을 가리킨다. 사케로 환산하면 1~2홉 정도이다. 자신의 클리닉에서도 다이어트는 원하지만 술은 끊기 힘들어하는 환자에게 '200kcal'까지 허용하고 있다고 한다. 맥주 500ml 1잔, 와인 3잔에 해당하는 양이다. 자신도 애주가라고 공언하는 하야시 씨는 "개인적으로 알코올은 200kcal를 안 넘기려고 합니다. 주로 당질 제한, 퓨린 제로 알코올음료를 마시죠"라고 말한다.

하지만 술을 마실 때 적당량의 기준을 지켜도 살이 찌는 사람이 많다. 그 이유는 단순하지만 '안주를 많이 먹은 것'이라고 하야시 씨는 지적한다.

잠시 일반적인 술집의 인기 메뉴를 떠올려 보자.

· 맥주 500$m\ell$: 200$kcal$

· 치킨 3~4조각(약 120그램): 286$kcal$

· 어묵튀김 2장(약 100그램): 150$kcal$

· 감자 샐러드(약 120그램): 200$kcal$

술을 포함한 기본안주를 모두 합치면 836$kcal$이다.

그러나 맥주 한 잔으로 끝내는 술꾼이 어디 있을까? '입가심 맥주'로 시작해서 소주, 와인, 위스키 등 안주와 주종을 가리지 않고 달리다 보면 하루 저녁에 2,000$kcal$를 가볍게 넘기기도 한다. 이쯤 되면 맥주 한 잔으로 시작된 술자리가 늦은 밤의 고칼로리 안주가 더해지면서 다이어트는 물 건너가고 몸에는 살만 남게 되는 것이다.

술은 좋지만 살찌기는 싫다면 '하루의 칼로리 양을 전체적으로 관리하는' 식습관을 들이는 것이 효과적이라고 한다.

"일상적으로 술을 마시는 사람은 반드시 '안주까지 포함해서 칼로리를 관리하는 것'이 중요합니다. 이때 삼시세끼를 한 번이라도 거르지 않는 것이 포인트입니다. 아침은 과일, 점심은 메밀국수 같은 식으로 한 번은 가볍게 먹는 것도 좋겠죠. 하지만 아침을 거르고 점심도 가볍게 먹는 것은 바람직하지 않은 방법입니다. 공복 시간이 길어지면 오히려 저녁에 '과식'을 하는 등 칼로리가 오버될 가능성이 높거든요."

특히 '과식'과 관련해 '늦은 시간의 술자리는 주의'해야 한다고 말한다. 저녁 술자리는 처음에 샐러드, 채소 등 섬유질의 저칼로리 음식을 먹는 것이 효과적이다. 고칼로리 안주가 위장에 들어올 여지가 적어지기 때문이다. 그뿐만 아니라 알코올에 의한 위와 장의 직접적인 손상을 보호하는 역할도 기대할 수 있다.

안주의 칼로리를 제한하려면 기름 없이 '찌고', '삶고', '굽고', '끓인' 요리가 좋다. 추천 메뉴는 풋콩, 토마토, 오이를 곁들인 미역 초무침 등 칼로리가 낮은 채소 및 해조류와, 삶은 두부, 마른 오징어채 등 지방이 적고 양질의 단백질이 풍부한 음식이다.

반대로 피자, 만두, 감자 샐러드, 치킨처럼 지질과 당질이 많은 '고칼로리' 안주는 중성 지방이 많아 체중을 늘린다. 술자리의 코스 요리는 대부분 짜고 맛이 강하기 때문에 무심코 과식하게 되고 자연히 술도 많이 마시게 된다.

잉여 에너지 9㎉가 1g의 지방으로 몸에 쌓인다

하야시 씨는 이 같은 악순환에서 벗어나기 위해 '2~3일을 한 세트로 해서 식사와 음주의 리듬과 사이클을 조정'해야 한다고 말한다. 2~3일을 한 세트로 하면 바쁜 직장인도 얼마든지 소화할 수 있다.

"먼저 체중의 기준치를 정해서 '매일 아침 재는 습관'을 들입니다. 기준치를 벗어나면 2~3일 동안은 지질과 당질을 제한하고, 채소와 식물성 단백질 중심으로 먹는 거죠. 살찌지 않고 계속 술을 마시려면 '지방을 저축'하지 않는 생활 습관은 필수입니다."

'1㎏ 정도는 괜찮겠지' 하고 스스로에게 관대해지면, 그것이 머지않아 '지방이라는 이름'으로 우리 몸에 쌓이게 된다. 예컨대 체내에 소비되지 않은 '9㎉의 잉여 에너지가 있다면 생리학적으로는 1g의 지방이 쌓인 것'과 같다.

이렇게 적은 양도 매일 쌓이면 순식간에 체중이 증가하는 것이다. 따라서 자신이 목표로 하는 체중의 기준치를 정해서 철저하게 칼로리를 관리해야 한다.

"좋아하는 술과 평생 함께하려면 이 정도는 할 수 있겠죠?"라고 웃으며 말하는 하야시 씨. 체중이 증가하면 '요산 수치 악화', '당뇨 수치 증가', '혈당 상승'으로 인해 성인병이 올 수 있다. 이러한 연결 고리를 끊고 평생 술을 즐기려면 애주가들은 '매일 성실하게 노력하는 자세'가 필요하다.

알코올은 어떻게
지방간을 만드는가?

어드바이스 아사베 신이치
지치의과대학 부속 사이타마의료센터 전 교수

많은 성인 남성들이 '지방간'을 걱정한다. 건강 검진 결과가 나오면 그 수치부터 확인하는 사람도 많을 것이다.

지방간은 '지방과 당의 과다 섭취로 비만이 되면 생기는 질환'이라는 이미지가 강하다. '알코올은 엠프티 칼로리라 살찌지 않는다'라는 속설 때문인지, 알코올은 지방간과 거의 관계가 없다거나 있어도 큰 영향을 미치지는 않는다고 생각하는 사람이 많다(필자도 줄곧 그렇게 믿었다).

그러나 사실은 밀접한 관계가 있다. 지방간의 원인 중 하나는 알코올 자체에 있다는 것이 밝혀진 것이다.

술 좋아하는 친구들의 체형을 보면 복부비만형이 많다. 그리고 보기에는 날씬한데 중성 지방 수치가 높거나 경계성 지방간 또는 지방간 판정을 받은 사람도 적지 않다. 필자도 평균 체중이긴 하지만 중성 지방 수치가 조금 높다. 아직은 대사증후군이라는 진단은 받지 않았으나 이른바 '마른 비만'이다.

안주는 채소 위주로 먹는 등 식생활은 충분히 신경을 쓴다고 생각했는데 어째서 '마른 비만'이 되었을까? 역시 술 때문일까?

'술은 나의 생명수'라고 부르짖는 애주가 여러분은 남은 생도 술과 함께하고 싶은 마음이 간절할 것이다. 그런데 지금처럼 술을 마시다가는 지방간이 생기지 않을까 불안한 사람도 있으리라. 물론 필자도 예외는 아니다.

알코올과 지방간의 관계에 대해 지치의과대학 부속 사이타마의료센터의 아사베 신이치 씨에게 물어보았다.

지방간이란 간세포에 지방이 쌓인 상태를 말한다

"현재 일본 성인 3명 중 1명은 지방간이 있다고 합니다. 건강 검진을 받은 일본 성인의 32%가 지방간이었다는 보고도 있습니다. 게다가 BMI(체질량지수) 25~28에 해당하는 경도비만의 약 58%는 지방간 보유자라는 보고도 있습니다."

서양인에 비해 일본인의 지방간 발병률이 상당히 높다는 데이터가 있다. 식습관이 서구화되면서 확산되기 시작한 지방간은 구체적으로 어떤 상태를 말하는 것일까?

"지방간이란 간(간세포)에 지방(특히 중성 지방)이 쌓인 상태를 말합니다. 쉽게 말해 '살찐 상태의 간'이죠. 지방간이 생기는 메커니즘은 아주 단순합니다. 간에서 '만들어지는 지방'이 밖으로 '사용되는 지방'보다 더 많아서, 즉 사용되지 못한 지방이 간에 축적되면서 생기는 것입니다."

간에 지방이 쌓인다면 건강에 좋을 리는 없을 것이다. 그런데 실제로 지방간으로 진단받은 사람은 얼마나 위험한 것일까. 대부분의 사람들이 '뭐, 그냥 놔둬도 큰 문제야 없겠지' 하고 안이하게 생각하고 방치한다.

"지방간을 만만하게 보면 안 됩니다. 계속 방치하고 잘못된 생활 습관을 고치지 않으면 염증이 생기거나 섬유화가 진행되기도 합니다. 이렇게 간이 딱딱해지다가 마침내 간경변증이나 간암으로 악화될 수 있습니다. 간은 재생력이 뛰어나서 질병의 진행 속도가 느립니다. 그 때문에 증상이 느껴졌을 때는 이미 상당히 진행된 경우가 많습니다."

BMI(체질량 지수)

인체의 체격 균형을 파악하기 위해 계산하는 지수.
체중(kg)÷신장(m)÷신장(m)

알코올 대사 중에는 지방이 제대로 연소되지 않는다

아무래도 지방간을 소홀히 취급하면 안 될 것 같다. 아사베 씨는 '지방간의 주요 원인은 고칼로리 식사와 만성적인 운동 부족, 그리고 알코올 그 자체'라고 지적한다.

알코올로 인해 살이 안 찌는 줄 알았는데, 오히려 지방간을 유발하는 직접적인 원인이었다니! 애주가들에게는 적지 않은 심적 충격으로 다가올 것이다(필자도 소리 지르고 싶은 심정이다).

"지방간은 술을 많이 마셔서 생기는 알코올성 지방간과 비만, 지질 이상, 당뇨병이 관여하는 비알코올성 지방간으로 나뉩니다. 일반적으로는 비알코올성 지방간 환자가 더 많은데, '술을 마시는' 환자의 경우에는 전자일 가능성이 높습니다."

알코올이 지방간의 직접적인 원인이라. 그렇다면 술을 마시면 지방간이 되는 이유는 무엇일까. 아사베 씨에 따르면, 다량의 알코올 섭취가 지방간으로 이어지는 이유는 두 가지이다.

"알코올은 중성 지방의 재료입니다. 간으로 운반된 에탄올은 알코올 탈수소효소(ADH1B)에 의해 아세트알데히드가 되고, 다시 알데히드 탈수소효소에 의해 초산이 됩니다. 그 후 아세틸 CoA를 거쳐 마지막으로 에너지를 생산하며 지방산을 생성합니다. 이 지방산이 중성 지방의 토대가 되죠.

또 한 가지는 알코올이 간에서 대사 작용을 하는 동안에는 지방이

일본인 성인 3명 중 1명이 지방간!?

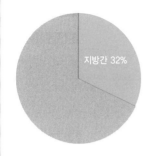

건강 검진을 받은 일본 성인의 32%가 지방간이었다는 결과가 나왔다. 그래프는 검진센터에서 검사를 받은 일본 성인 1,578명(남성 1,208명, 35~69세) 중 지방간이 있는 사람의 비율. (Omagari K et al. J Clin Biochem Nutr, 45, 46-57, 2009)

비만도가 높을수록 지방간도 증가한다

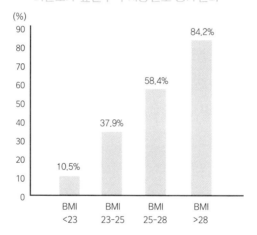

8,000명 이상을 대상으로 비만도(MBI)에 따른 지방간 발병률을 조사한 데이터. 비만도가 높을수록 지방간이 증가하고 있는 것을 알 수 있다. (Eguchi Y et al. J Gastrol; 47, 586-595, 2012)

제대로 연소되지 않기 때문입니다. 보통 우리의 몸은 'β(베타)산화'에 의해 지방산의 대사가 이루어집니다. β산화란 지방산을 산화시켜 최종적으로 세포에 필요한 에너지원을 생성하는 과정을 말합니다. 그런데 간에서 알코올의 대사가 이루어지는 동안에는 β산화가 억제되기 때문에 지방 연소가 어려워지고, 미처 대사되지 못한 지방산은 간에 축적됩니다. 그래서 애주가들은 지방간이 생기기 쉬운 거죠."

역시, 폭음은 알코올이 지방간으로 가는 직선 코스인 셈이다.

"1일 순수 알코올 섭취량이 60g(사케 3홉 분량)을 넘으면 대개 알코올성 지방간이라고 볼 수 있습니다. 알코올의 과잉 섭취가 지방간으로 이어진다는 것은 의료계에서는 상식 중의 상식입니다. 교과서에도 실릴 정도니까요"

나름 건강을 챙기면서 술을 마신다고 자부하는 필자 자신이 그런 상식조차 모르고 있었다는 말이다.

술의 양뿐만 아니라 함께 먹는 안주도 주의

알코올성 지방간은 술이 원인이라는 사실을 알았으니 하루빨리 휴간일을 정해야겠다고 생각했는데, 그보다는 섭취하는 알코올의 총량을 줄이는 것이 더 중요하다고 한다.

"음주의 적당량은 순수 알코올로 환산했을 때 일주일에 150g 정도

지방간의 분류

지방간
├─ 알코올성   1일 알코올 섭취 60g 이상
└─ 비알코올성   1일 알코올 섭취량 20g 이하
    ├─ 단순성 지방간
    └─ 비알코올성 지방성 간염(NASH)

지방간은 크게 '알코올성'과 '비알코올성'으로 나눌 수 있다. 비알코올성 지방간은 다시 '단순성 지방간'과 '비알코올성 지방성 간염'으로 분류된다.

알코올의 대사 과정

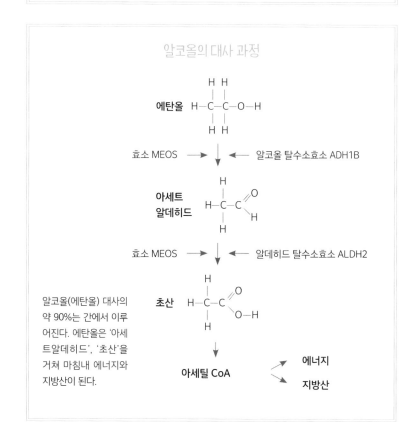

알코올(에탄올) 대사의 약 90%는 간에서 이루어진다. 에탄올은 '아세트알데히드', '초산'을 거쳐 마침내 에너지와 지방산이 된다.

입니다. 휴간일을 만드는 것도 효과적이지만, 그 이튿날 폭음을 하면 아무 의미가 없지요. 그보다는 '음주의 적당량을 지키는' 노력이 더 중요합니다."

아사베 씨는 마시는 술의 양뿐만 아니라 함께 먹는 안주도 주의해야 한다고 충고한다.

"특히 탄수화물(당질)을 절제해야 합니다. 알코올은 간에서 포도당의 방출을 억제하기 때문에 혈당이 잘 안 오르고 공복감을 유발합니다. 이때 탄수화물 안주로 배를 채우면 점점 지방이 축적되는 역효과가 일어나죠."

이미 알코올 대사로 인해 지방이 축적되고 있는데, 기름진 안주까지 먹으면 간에다 '지방 더블 펀치'를 안겨 이중 부담을 주는 것이다. 특히 과음 후에 속풀이용으로 즐겨 먹는 우동이나 라멘은 더욱 치명적이다. 술을 마시고 난 다음, 알코올이 만들어내는 공복감에 속아서는 안 될 것이다.

지금까지 누누이 언급한 '음주량을 줄인다', '안주에 신경 쓴다'라는 조언 외에 다른 주의 사항은 없을까?

"정기 검진을 받는 것입니다. 그렇다고 검진 전에만 반짝 금주를 하면 절대 안 됩니다. 건강 검진은 평소의 생활 상태로 받지 않으면 의미가 없거든요. 잠시 술을 끊고 좋은 결과가 나온다면 간의 상태를 제대로 알 수가 없지요. 간의 진짜 실력을 알기 위해, 그리고 평소 자신의 음주 습관대로 술을 마셨을 때 얼마나 간이 타격을 입는지 알기 위해서는 검진 전에도 평소 생활을 유지하는 것이 바람직합니다."

실로 애주가들의 정곡을 찌르는 조언이다. 건강 검진은 좋은 수치를 얻으려고 받는 것이 아니다. 현재 내 몸의 상태를 정확하게 아는 것이 목표이다.

일반적으로 검진 결과가 좋지 않으면 한 달 동안 술을 끊은 후 재검사를 받는다. 그래도 검진 수치가 개선되지 않으면 알코올 이외의 원인을 고려할 수 있다. 자신이 모르고 있는 질병의 발견을 위해서라도 '검진 전의 반짝 금주'는 피하는 게 바람직하다.

아사베 씨는 검진 결과에서 체크해야 할 항목으로 중성 지방(TG), 간의 해독 작용에 기여하는 감마-GTP, 간세포의 손상 정도를 나타내는 ALT(GPT)를 꼽는다. 단, 지방간은 혈액 검사와 초음파 검사, CT 스캔 검사를 받아야 더 확실하게 알 수 있다.

지방간 환자가 늘어나면서 효과를 내세우는 지방간 치료 보조제도 다양하게 등장하고 있는데, 그러한 치료 보조제가 오히려 역효과를 일으키는 경우도 많다고 한다. 특히 β카로틴과 비타민E 같은 지용성은 몸에 축적될 수 있으므로 의사와 상의한 후 복용하는 것이 좋다.

'지방간에 효과가 있다'라고 과학적으로 입증된 것은 식사 요법과 운동 요법뿐이다. 주량을 줄이고 적당한 운동을 병행하면서 영양가 있는 음식을 먹는 것만큼 좋은 특효약은 없다.

3장

술을 마셔도
병에 걸리지 않는다

병에 걸리지 않는
음주법이 따로 있다?

어드바이스 쓰가네 쇼이치로
국립암연구센터 사회와건강연구센터 센터장

우리 몸에는 알코올이 '독'이다

"병이 무서우면 어떻게 술을 마시나!"

혈기 왕성했던 젊은 시절은 물론 나이를 먹어서도 자신의 건강을 과신하며 '술자랑'을 하는 주당들이 많다.

그런데 중년 이후에도 젊을 때와 똑같이 술을 마셨다가는 대사증후군, 고혈압 같은 성인병이 소리 없이 찾아오는 법이다. 업무상으로 어쩔 수 없이 술을 마시는 사람도 음주로 인한 질병을 피할 수는 없다.

'술 이기는 장사 없다'라는 속담처럼, 점점 나이를 먹어가면서 그동안 마신 술로 인한 질병을 걱정하지 않는 사람은 없을 것이다. 혹시 건강에 문제가 있더라도 지금 당장 치료를 받아야 할 정도가 아니니까 짐짓 허세를 부리며 술잔을 기울일 뿐이다.

알코올 관련 질환의 위험성에 대해 국립암연구센터의 쓰가네 쇼이치로 씨에게 자세한 이야기를 들어보았다.

"애초에 우리 몸에는 알코올이 '독'입니다. 지나친 음주가 오랜 세월 계속되면 이런저런 질환이 나타날 가능성이 높지요. 예를 들어 남성의 음주량을 보면 '가끔(주 1회 미만) 마시는 사람'에 비해 '사케를 하루에 2홉' 또는 '3홉 이상 마시는 사람'의 암 발병 위험도가 각각 1.4배, 1.6배 높은 것으로 나타났습니다.

그리고 암의 종류를 보면 '2홉 이상 마시는 사람'의 식도암 발병 위험도는 4.6배, 대장암은 2.1배로 높아집니다. 뇌졸중은 1.4배라는 데이터가 있습니다."

'알코올은 독'이라 단언하고 구체적인 수치로 위험성이 밝혀졌다니까 반론의 여지가 없다. 쓰가네 씨가 말한 수치들은 무엇을 근거로 산출된 것일까?

14만 명을 추적 조사한 음주와 질병의 상관관계

"조금 전 언급한 수치들은 '다목적 코호트 연구'를 통해 얻은 데이터입니다. 코호트 연구란 장기간에 걸친 관찰형 역학 연구입니다. 이 대규모 조사는 1990년 전국 11개 지역, 14만 420명을 대상으로 시작되었습니다. 음주, 식사, 흡연, 운동 등의 생활 습관이 생활의 질(QOL)과 질환에 어떤 영향을 미치는지, 특정 집단을 관찰해서 그 상관관계를 통계학으로 검증하는 연구입니다."

아마 일반인들은 생소한 '다목적 코호트 연구'의 목적은 과학적 근거를 바탕으로 일본인에게 알맞은 생활 습관, 건강 유지에 필요한 요소를 밝혀내는 것이다.

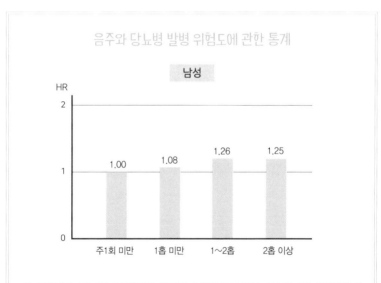

음주와 당뇨병 발병 위험도에 관한 통계

40~59세 남녀 각 1만 5,000명을 10년간 추적한 조사 결과. 남성은 1일 음주량이 사케로 1홉이 넘으면 당뇨병 발병 위험도가 높아졌다. 반면 여성은 위험도가 낮아졌다.
(Waki, K. et al. Diabet Med: 2005,22,323-331)

음주 습관을 조사하는 항목에는 음주의 '빈도', '주종', '양'에 대한 질문이 있으며, 5년마다 같은 형식의 질문을 하면 조사 참가자들이 회답한다. 이런 식으로 14만 명을 추적 조사해 음주와 질병의 상관관계를 과학적 수치로 밝혔다.

"가령 애주가 여러분이 많이들 걱정하는 '당뇨병'의 경우 음주 횟수가 '일주일에 한 번 미만인 사람'의 발병 위험도를 1이라 했을 때 하루 주량이 '1홉 이상'(에탄올 양으로 일주일에 150g 이상)인 남성은 위험도가 상대적으로 높아집니다."

과연, 예상대로이다.

음주로 위험도가 높아지는 질환과 낮아지는 질환

한편, 3대 국민 질병이라는 '심질환', '뇌졸중', '암'은 어떨까?

"술을 안 마시는 사람의 발병 위험도를 1이라 했을 때 허혈성 심질환은 흥미롭게도 음주량이 증가할수록 위험도가 1을 밑돌았습니다. 반면 전뇌졸중은 일주일에 총 에탄올을 300g 이상 섭취하자 발병 위험도가 높아졌습니다. 적당량의 음주는 혈관계 질환 전체로 봤을 때 오히려 발병 위험도를 낮춘다고 할 수 있습니다."

애주가들이 쌍수를 들고 환영할 만한 희소식이긴 하지만 기뻐하기는 아직 이르다.

"하지만 아쉽게도 '음주량'과 '암 전체'의 위험도를 보면 음주량이 많아질수록 발병 위험도가 높아지는 것으로 나타났습니다. 국제적인 인과관계 평가에서도 '구강', '인두', '후두', '식도', '대장', '유방' 등의 부위가 암에 걸릴 위험이 있다는 것이 확실시되고 있습니다."

애주가들은 어떤 점에 주의해야 건강하게 술을 마실 수 있을까? 여기서도 다목적 코호트 연구로 밝혀진 사실이 있다. 바로 '적당한 음주'와 '휴간일'이다.

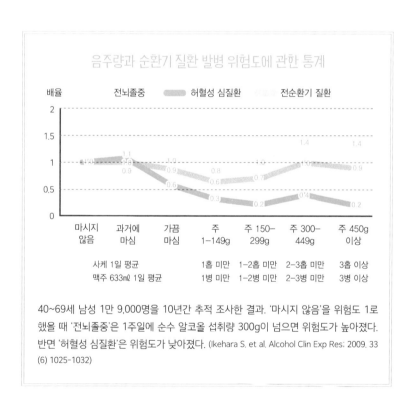

음주량과 순환기 질환 발병 위험도에 관한 통계

40~69세 남성 1만 9,000명을 10년간 추적 조사한 결과. '마시지 않음'을 위험도 1로 했을 때 '전뇌졸중'은 1주일에 순수 알코올 섭취량 300g이 넘으면 위험도가 높아졌다. 반면 '허혈성 심질환'은 위험도가 낮아졌다. (Ikehara S. et al. Alcohol Clin Exp Res: 2009, 33 (6) 1025-1032)

똑같은 소리의 반복이긴 하지만 쓰가네 씨의 설명을 들으면 이 두 가지의 중요성이 충분히 이해된다.

"연구 결과를 보면 일본인에게 적당한 주량은 순수 알코올로 환산했을 때 하루 20g입니다. 맥주 500㎖ 1병, 사케 1홉, 와인 2잔 정도(약 180㎖)에 해당하는 양이죠. 너무 적은 양으로 느껴질 수도 있는데, 일주일로 환산해서 알코올 150g 정도를 마신다고 생각하면 결코 적지 않습니다. 하루의 총량보다는 일주일의 총량으로 생각하는 게 좋습니다."

이때 또 한 가지 중요한 키워드가 '휴간일'이다.

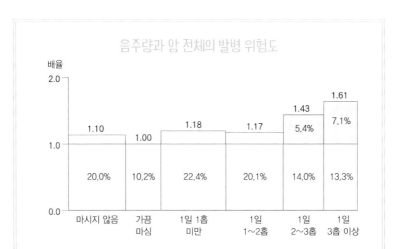

40~59세 남성 3만 5,000명을 9~12년간 추적 조사한 결과. '마시지 않음'을 1로 했을 때 주량이 많을수록 암 발병률이 높아졌다. '하루에 2홉 이상의 술을 마시지 않을 경우 예방할 수 있는 암의 비율은 12.5%'로 보고되었다. (Inoue M. et al. Br J Cancer; 2005, 92: 182-87)

매일 하루를 마무리하며 즐기는 반주를 '인생의 낙'으로 생각하는 애주가라면 더욱 휴간일을 꼭 정해서 건강을 유지하고 몸을 챙기는 배려가 필요하다고 쓰가네 씨는 권고한다.

"아주 적은 양이라도 매일 알코올이 들어가면 간은 알코올을 아세트알데히드로 분해하는 작업을 계속 반복하게 됩니다. '독'이나 마찬가지인 알코올을 일과처럼 매일 분해해야 하니 세포에는 큰 부담이 되겠죠. 가령 일주일에 순수 에탄올을 450g 이상 섭취하는 남성의 경우, 휴간일이 '없는 사람(일주일에 5~7일 마시는 사람)'은 '있는 사람(일주일에 1~4일 마시는 사람)'보다 사망 위험도가 1.8배 높습니다. 한 주간의 '음주 계획'을 세우고 휴간일을 2일 이상 정해서 에탄올 섭취량이 150g을 넘지 않게 해야 합니다. 약간의 리스크를 감수한다면 300g이 상한선입니다. 코호트 연구 결과로 보건대, 이것이 술을 오랫동안 즐길 수 있는 최선책입니다."

그동안 매일 술을 마셨던 애주가라 하더라도 '내일은 마실 수 있다'라고 생각하면 하루 이틀 정도 휴간일은 많이 괴롭지 않을 것이다.

술과 함께 건강하고 즐겁게 지내는 4가지 비결

또한 이 연구에서는 식사를 통해 질환의 발병 위험도를 낮출 수 있는 것으로 나타났다.

"채소와 과일을 자주 먹는 사람들은 식도암의 발병 위험도가 낮다고 보고되었습니다. 음주 습관이 있는 사람은 평소 밥과 안주를 먹을 때 이러한 식재를 적극적으로 섭취하는 것이 좋습니다."

쓰가네 씨에 따르면, 음주 습관이 있는 사람 중에 '비타민B$_6$'를 특히 많이 먹는 사람은 대장암과 심근경색 발병 위험도가 낮았다. 비타민B$_6$가 풍부한 대표적인 식재로는 간, 참다랑어, 가다랑어와 같은 붉은 살 생선이 있다.

"물론 특정 식재나 영양소를 섭취한다고 해서 쉽게 질환의 위험도가 낮아지는 것은 아닙니다. 성인병의 원인인 '염분', '당질'을 제한하고 편식 없이 골고루 먹는 식습관도 중요하죠. 물론 술을 마실 때 안주도 신경 써야 하고요."

또한 음식과 함께 명심해야 할 것이 꾸준한 운동 습관이다. 14만 명을 조사한 결과에 따르면, 운동 습관이 있는 사람은 3대 질병에 걸릴 위험도가 낮았다. 아울러 꾸준히 운동하는 사람은 의외로 주량이 적고 또 적당히 마시는 유형이다.

한편 술과 밀접한 생활 습관이나 기호품 중에 가장 안 좋은 것은 단연코 '흡연'이다. 코호트 연구 결과를 보아도 흡연 습관이 있는 사람은 주량이 많아질수록 암 등의 질환에 걸릴 위험성이 현저하게 높아지는 것을 알 수 있다. 적당한 음주, 휴간일, 올바른 식생활, 꾸준한 운동. 이 네 가지가 14만 명을 대상으로 장기간 추적한 결과에서 얻은 '평생 건강하고 즐겁게 술과 함께 지내는 비결'이다.

사망률을 낮추는
음주의 'J커브 효과'

어드바이스 히구치 스스무
국립병원기구 구리하마의료센터 원장

'J커브'는 술의 건강 효과를 나타내는 지표로 사용

술은 적게 마시면 사망률이 낮고, 많이 마시면 사망률이 높다.

'술은 백 가지 약 중에 으뜸'이라는 옛말도 있듯이 적당한 음주는 건강에 좋다고 여겨져왔다. 주당들의 단골 레퍼토리이기도 한 이 말은 술을 마음껏 마시기 위한 좋은 핑곗거리임에는 틀림없다. 게다가 '술은 안 마시는 것보다 마시는 게 더 몸에 좋다'라고 억지 주장을 내세우는 사람들까지 있을 정도니까.

물론 이러한 주장을 입증하는 데이터가 있다. 전문 용어로 'J커브 효과'라고 한다. 음주량을 가로축, 사망률을 세로축으로 하면 그래프의 모양이 'J' 자와 비슷하다고 해서 붙여진 이름이다.

즉, 술은 적당히 마시면 사망률이 낮아지고 일정량을 넘어서면 사망률이 높아진다는 것이다. 이 그래프는 술의 건강 효과를 나타내는 지표로 자주 사용되기 때문에 애주가는 물론이고 술과 거리가 먼 사람도 한 번쯤 본 적이 있을 것이다.

필자 또한 스스로 안심하고 술 마실 수 있는 한 가지 근거로 여기며 고맙게 여기고 있다. 하지만 냉정하게 생각해보자. J커브의 실제 효과는 어떨까. 술을 적당히 마시면 사망률이 낮아지는 것은 그렇다 치자. 그런데 과연 모든 질병, 모든 사람에게 이 그래프를 적용할 수 있는 것일까. 이 세상에는 고혈압이 있는 사람도 있고, 알코올에 강한 사람이 있는가 하면 약한 사람도 있다. 성별, 연령, 체질 등등 음주와 건강의 상관관계를 따질 때 고려해야 할 조건은 끝이 없다.

국립병원기구 구리야마의료센터 원장인 히구치 스스무 씨에게 물어보았다.

J커브가 모든 질병에 해당하는 것은 아니다

"결론부터 말씀드리면 코호트 연구 결과 등에 의거해 음주와 총 사망률에 대한 J커브 효과가 인정되고 있습니다. 다만 모든 질환에 해당되지는 않습니다. 질병에 따라서는 소량의 음주도 악영향을 미칠 수 있습니다. 당연히 적게 마신다고 모든 질병에 좋은 효과가 있을 리는 없죠."

코호트 연구란 일반 주민 집단을 대상으로 하는 장기적인 관찰형 역학 연구이다. 히구치 씨에 따르면, 서양 및 일본에서 음주량과 질병의 상관관계를 연구한 결과, 음주량과 사망률이 'J커브'의 관계인 것으로 나타났다.

"1996년 서양인을 대상으로 한 14건의 연구를 정리, 분석해 발표한 보고서에 따르면 하루 평균 19g의 알코올을 마시는 남녀의 사망 위험도는 비음주자보다 낮았습니다."

일본에서도 대규모 코호트 연구에 의해 적당량의 음주가 사망 위험도를 낮춘다는 결과가 나왔다. 이것은 일본인 40~79세 남녀 약 11만 명을 9~11년간 추적한 결과이며, 사망률은 남녀 모두 하루 평균 23g 미만(사케 1홉 미만)일 때 가장 낮았다.

이러한 결과가 있었기 때문에 '적당량의 음주는 사망률을 낮춘다'라는 말이 통설이 된 것이다. 그러나 히구치 씨는 다음과 같이 말한다. "코호트 연구의 결과, 소량 음주자의 사망률이 낮게 나온 것은 사실입니다. 하지만 이것이 음주와의 절대적인 인과관계를 나타내는 것은 아닙니다."

그리고 'J커브 효과가 인정되는 사람은 선진국의 중년 남녀뿐'이라고 한다.

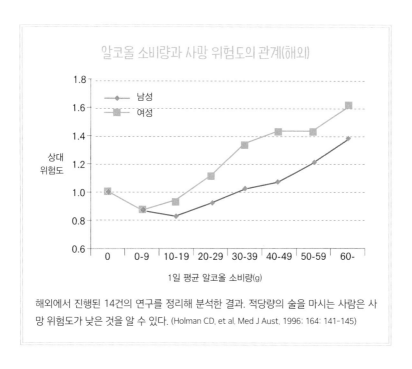

알코올 소비량과 사망 위험도의 관계(해외)

해외에서 진행된 14건의 연구를 정리해 분석한 결과. 적당량의 술을 마시는 사람은 사망 위험도가 낮은 것을 알 수 있다. (Holman CD, et al, Med J Aust, 1996: 164: 141-145)

고혈압, 이상지질혈증, 유방암 등은 소량도 위험

히구치 씨는 J커브가 인정되는 것은 질환 가운데 일부에 해당한다고 단언한다.

필자는 오랫동안 '약 중의 약은 술'이며 적당히 마시면 몸에 좋다고 굳게 믿어왔는데, 히구치 씨의 한마디에 굉장히 혼란스러워졌다. 대체 소량만 마셔도 위험도가 높아지는 질환은 무엇일까?

"고혈압, 이상지질혈증, 뇌출혈, 유방암(40세 이상)입니다. 이 질환들은 음주량에 비례해 위험도가 직선적으로 높아집니다. 즉, 소량의 음주에도 발병 위험도가 치솟는 거죠. 유방암은 유전적인 요인이 강한 질환이지만, 그래도 알코올을 안 마시는 것보다는 마시는 쪽이 발병 위험도가 높습니다.

간경변증의 경우에는 기하급수적인 경향을 보입니다. 음주량이 많아지면 위험도가 높아지는 것은 매한가지지만, 소량일 때는 완만하게 높아지다가 일정 수준을 넘어서면 급격하게 높아지는 특징이 있습니다."

히구치 씨가 나열한 병명을 듣자 공포가 엄습했다. 고혈압, 이상지질혈증, 유방암 등 모두 중년층 이상에게는 낯설지 않은 질병이다. 그런데 왜 전체 사망률은 '적당량의 음주일 경우 발병 위험도가 낮아지는' 경향을 보인 것일까.

"위 그래프에 있듯이 심근경색, 협심증 등의 허혈성 심질환, 뇌경색, 2형 당뇨병 같은 질환은 소량 음주에 의한 발병률이 낮아지는 경향을 보입니다. 한편 심근경색 같은 심질환은 사망률에 지대한 영향을 미칩니다. 즉, 소량 음주로 위험도가 높아지는 질환보다 심질환처럼 위험도가 낮아지는 질환이 전체에 큰 영향을 미치기 때문에 전체 총 사망률은 J커브 패턴이 되는 것입니다."

그 밖에 적당량의 음주일 때는 고령자의 치매도 발병 위험도가 낮아지는 것으로 확인되었다고 한다.

과연, 궁금증이 풀렸다. 그렇다면 애주가들은 이 연구 결과들을 어떻게 받아들이고, 앞으로 어떤 방법으로 술을 마시면 건강에 좋을까.

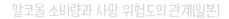

알코올 소비량과 사망 위험도의 관계(일본)

남성

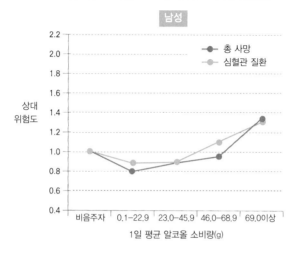

여성

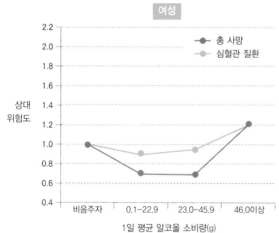

일본의 코호트 연구에서는 총 사망과 심혈관 질환에 따른 사망 위험도가 적당량의 음주에 의해 낮아지는 경향을 보였다. (Ann Epidemiol. 2005; 15: 590-597)

"고혈압, 이상지질혈증 등의 지병이 있는 분, 간 기능 수치가 안 좋은 분, 유방암 가족력이 있는 분들은 소량의 음주도 위험하기 때문에 일반인보다 음주량을 줄이는 것이 좋습니다. 하지만 음주는 소통의 도구이자 일상의 스트레스에서 벗어나게 해주니까 그 자체로도 심신의 건강에 좋은 영향을 미친다고 봐야죠. 그리고 의학적으로 고혈압 환자는 반드시 음주량을 억제해야 하는 게 맞지만 너무 예민해질 필요는 없습니다."

조심하되 너무 예민해질 필요는 없다는 말을 들으니 조금 안심이 된다. 과음만 안 하면 술은 결코 위험하지 않은 것이다.

술 마셨을 때 얼굴이 붉어지는 사람은 과음 주의

앞에서 음주로 인한 위험도는 질병에 따라 다르다는 점을 설명했다. 그렇다면 알코올 내성이 약한 사람, 즉 술을 마시면 바로 얼굴이 붉어지는 사람은 왜 그런 것일까.

"술을 마셨을 때 얼굴이 붉어지는 사람, 즉 태생적으로 알코올 분해 능력이 떨어지는 사람은 주의해야 합니다. 이런 체질은 술로 인해 식도암 등에 걸릴 위험도가 높다고 밝혀졌습니다. 많이 마시는 사람의 페이스에 말리지 않도록 음주량을 줄이는 것이 좋겠죠."

히구치 씨는 특히 고령자의 경우 위험도가 더 높다고 덧붙인다.

"고령자는 알코올을 분해하는 속도가 느리고 체내의 수분량이 적어서 혈중 알코올 농도가 쉽게 상승하기 때문입니다. 지병이 있는 분들도 많고요. 또한 술을 마시다 취하면 넘어질 위험도 높습니다. 그 때문에 뼈가 부러져서 침대 신세를 지면서 건강이 급격하게 악화되는 분들도 적지 않습니다."

고령자의 음주는 여러 측면에서 위험도가 높아지는 것이 지극히 당연하다. 필자는 아직 고령자로 분류되기에는 이르지만, 사실 나이를 먹을수록 마시는 술의 양이 줄어드는 것도 사실이다. 히구치 씨의 말이 마음을 아프게 하지만 구구절절 옳지 않은가.

'결국, 술을 끊는 것 외에는 방법이 없는 건가?' 하고 비관할 뻔했는데, 히구치 씨는 무리하게 끊을 필요는 없고 많이 마시는 사람은 우선 양을 줄이라고 충고한다.

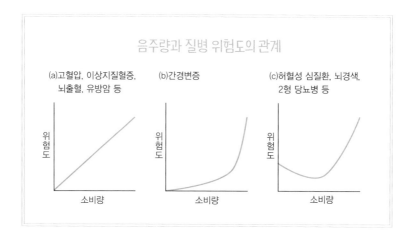

"음주 문제로 병원을 찾는 환자들에게도 해당되는 말씀인데 습관적으로 마시던 술을 단칼에 끊으면 스트레스가 커집니다. 환자에게 지시하는 투의 상담은 오히려 역효과를 내지요. 그럼 어떻게 하느냐, '무리되지 않는 범위'에서 양을 줄이는 게 좋습니다. 물론 그 양도 본인이 정하는 것이 중요하고요."

적당한 알코올 섭취량은 남성은 20g, 여성은 10g 정도

"적당한 알코올 섭취량은 남성의 경우 순수 알코올 환산으로 약 20g(맥주 500㎖ 한 병, 사케 1홉 정도)이라고 하는데, 늘 마시던 양을 갑자기 3분의 1이나 절반으로 줄이기는 쉽지 않습니다. 그래서 목표를 세우고 조금씩 줄이는 것이 중요하죠. 양만 조금 줄여도 위험도는 확실히 낮아집니다.

가령 매일 소주 2홉을 마셨다면 우선 1.5홉을 목표로 하는 것입니다. 더 중요한 것은 목표를 달성했을 때 수첩에 동그라미로 표시하는 거죠. 그러면 자연히 자기가 마신 양을 구체적인 숫자로 모니터링하게 됩니다. 그러한 작은 성공 체험이 매일 쌓이면서 술도 점점 줄일 수 있게 되지요."

다이어트도 그렇지만 음주도 '레코딩(기록)'을 하면 감량 성공률이 높아진다. 히구치 씨에 따르면, '주위에 선포하는 것도 효과적'이다. 여러 사람에게 약속하면 안 지킬 수 없기 때문이다. 바로 술을 끊지는 못해도 이 정도는 실천할 수 있을 것 같다.

앞에서 말했듯이 적당한 알코올 섭취량은 남성은 순수 알코올 환산으로 20g, 여성은 10g(작은 맥주 1캔) 정도이다. 기준이 너무 엄격하게 느껴지는 사람도 있을 것이다. 주당들에게는 상당히 달성하기 어려운 목표지만 스스로 과음하고 있다는 생각이 든다면 조금이라도 이 양에 근접할 수 있도록 노력해보자.

그런데 술의 양을 줄이고 휴간일까지 정하고 나면 '몰아서 마시기'라는 함정에 빠지기 쉽다. '어제는 휴간일이었으니까 오늘은 두 배로 마셔도 괜찮아'라며 멋대로 합리화하면서 폭음하는 사람도 있을 것이다.

"적당량인 20g을 일주일 동안 마시는 것과 하루에 140g을 몰아서 마시는 것 중 훨씬 몸에 부담이 되는 것은 후자입니다. 휴간일을 정했다고 해서 절대 몰아서 마시지 말고 매일 적당량을 마시는 음주 규칙을 지켜야 합니다. 서양에서는 간을 쉬게 한다기보다 알코올에 의존하지 않기 위해 안 마시는 날을 만든다는 개념이 강하죠."

하루하루 성실하게 음주의 적당량을 지킨다. 평소 술을 많이 마시는 사람은 조금씩이라도 양을 줄인다.

결국 음주로 인한 질환의 발병 위험도를 줄이려면 이 방법이 최선인 것 같다. 그래도 J커브의 구조를 자세히 알게 된 이상, 질환에 따라 소량이든 적당량이든 안심할 수 없다는 사실을 명심해야 한다.

술을 마신 후 얼굴색이
붉어지는 이유는?

어드바이스 가키부치 요이치
나리마스후생병원 도쿄알코올의료종합센터 센터장

얼굴이 붉어지는 것은 아세트알데히드의 독성 때문

술을 마셨을 때 얼굴이 붉어지는 사람과 그렇지 않은 사람이 있다.

맥주 반 잔에 얼굴이 발갛게 물드는 여성이 있는가 하면, 아무리 마셔도 얼굴색이 전혀 변하지 않는 사람도 있다.

필자도 1년에 몇 번은 얼굴이 붉어지는데, 보통 사람보다 배 이상 마실 경우에만 그렇다.

붉어진 얼굴로 거절해야 술 따라주는 사람도 납득할 텐데, 주량으로는 한계치를 넘었는데도 얼굴색이 그대로니까 잔이 비는 족족 술이 채

워진다. 이래저래 매번 과음하고 마는 것이다.

얼굴색의 차이는 대체 무엇 때문에 생기는 걸까? 경험상 술이 센 사람은 대부분 얼굴색이 변하지 않는 것 같다. 그런데 얼굴이 붉어지는 사람 중에도 술이 센 사람이 간혹 있다. 술의 세기는 얼굴색과 일치하지 않는 것일까?

술을 마실 때 얼굴이 붉어지는 것은 몸에서 보내는 모종의 신호일까? 나리마스후생병원 도쿄알코올의료종합센터의 가키부치 요이치 씨에게 물어보았다.

가키부치 씨는 "술을 마셨을 때 얼굴이 붉어지고, 혈압이 상승하고, 식은땀이 나고, 가슴이 두근거리는 복합적인 증상을 플래셔(flasher)라고 합니다. 얼굴이 붉어지는 것은 체내에서 알코올 대사가 이루어질 때 발생하는 아세트알데히드의 독성 때문이죠"라고 설명한다.

"아세트알데히드의 작용으로 얼굴 등의 모세혈관이 확장되면서 붉어집니다. 또한 아세트알데히드는 교감신경을 강하게 자극합니다. 그래서 맥박이 빨라지고, 혈압이 상승하고, 식은땀이 나며, 근육이 긴장하는 등의 증상이 나타나지요. 이것이 플래셔의 원인입니다. 또한 혈류를 촉진하는 알코올의 작용이 얼굴을 붉어지게 하는 데 한몫합니다."

숙취의 원인이기도 한 아세트알데히드가 얼굴을 붉게 만드는 주범이었다니. 덧붙이면 플래셔 증상이 만성화되고 술과 관계없이 코와 뺨 일부가 붉어지는 증상을 두고 이른바 '주독'이 올랐다고 하기도 한다.

술을 마시면 누구나 체내에 아세트알데히드가 발생할 텐데, 왜 필자처럼 얼굴색에 아무런 변화가 없는 사람도 있을까?

"사실 그 차이는 아세트알데히드를 분해하는 아세트알데히드 탈수소효소(ALDH)의 영향이 큽니다. ALDH의 일종인 ALDH2의 활성은 개개인의 유전적 요소에 따라 결정됩니다. 태생적으로 강한 사람이 있으면 약한 사람이 있지요. ALDH2는 세 가지 유형으로 나뉩니다."

ALDH2의 차이에 따라 사람마다 술의 세기가 결정

체내에 들어온 알코올의 약 90퍼센트는 간에서 대사가 이루어진다. 먼저 알코올(에탄올)은 알코올 탈수소효소에 의해 아세트알데히드로 분해되고, 이것이 '아세트알데히드 탈수소효소'(영어 약칭은 ALDH이며 1·2·3의 세 가지 유형이 있다)에 의해 무독성 물질로 분해되어 간에서 배출된다(69페이지 참고). ALDH 중에 ALDH1과 ALDH3은 개인차가 적지만 ALDH2는 개인차가 상당히 크고, 결국 그 차이에 따라 사람마다 술의 세기가 결정된다.

ALDH2 활성의 세 가지 유형을 자세히 알아보자.

첫 번째 유형은 ALDH2가 안정적이고 정상적으로 작용하는 '활성형(NN형)'이다. 부모에게 분해 능력이 높은 N형을 물려받은 사람으로서, 자타가 공인하는 대주가이며 술을 마셔도 얼굴이 붉어지지 않는 논플레서이다.

두 번째 유형은 '불활성형(ND형, 저활성형이라고도 한다)'이다. 분해 능력이 높은 N형과 분해 능력이 낮은 D형을 각각 물려받은 사람으로서, 술을 못 마시지는 않지만 기본적으로 술에 약하다. 평소 술을 거의 안 마시는 사람은 얼굴이 금세 붉어진다.

세 번째 유형은 ALDH2가 완전히 활성 능력을 잃은 '실활형(DD형)'이다. 부모에게 D형을 물려받은 사람으로서, 술에 약한 정도를 넘어 아예 못 마시고 대부분이 플래셔이다.

일반적으로 황색 인종은 활성형 50%, 불활성형 40%, 실활형 10%로 이루어져 있다. 한편 백인과 흑인은 100% 활성형이다.

가키부치 씨는 얼굴색의 변화와 ALDH2의 관계성을 잘 알 수 있는 사실이 있다며 다음과 같이 말했다.

"알코올 의존증 치료에 사용되는 항주제(抗酒劑)라는 약이 있습니다.

ALDH2 활성의 세 가지 유형과 알코올의 세기

활성 유형	알코올의 세기와 얼굴색의 변화 정도	인종별 비율		
		백인	흑인	황색 인종
활성형 (NN형)	알코올에 강하고 얼굴이 거의 붉어지지 않는다	100%	100%	약 50%
불활성형 (ND형)	알코올에 다소 강하고 얼굴이 잘 붉어진다	0%	0%	약 40%
실활형 (DD형)	알코올에 약하고 얼굴이 바로 붉어진다	0%	0%	약 10%

이 약을 투여하면 ALDH2의 활성이 차단됩니다. 즉 약의 힘을 빌려 강제적으로 실활형으로 만드는 거죠. 그러면 활성형인 사람도 실활형처럼 소량의 술에 가슴이 심하게 두근거리고 얼굴이 붉어집니다. 항주제를 복용한 알코올 의존증 환자가 병원을 탈출해 편의점에 가서 술을 사 마시는 일이 있는데, 얼굴이 바로 붉어지기 때문에 술을 마셨다는 것을 알아볼 수 있지요. 이때 얼굴색만 변하는 게 아니라 두통, 구토, 현기증 같은 고통스러운 증상이 동반되기도 합니다."

얼굴이 붉어지는 양상은 개인차가 있으므로 주의

이 사례를 보더라도 얼굴색의 변화와 ALDH2의 활성은 큰 관계가 있다는 것을 알 수 있다. 다만 처음에 언급한 것처럼 술의 세기(≒ALDH2의 활성)와 얼굴색의 변화가 일치하지 않는 경우가 있다. 그 이유는 무엇일까.

"조금 전 설명했듯이 얼굴이 붉어지는 원인은 주로 아세트알데히드에 있습니다. 그래서 ALDH2의 유형이 활성형인 사람은 대부분 논플래셔이고 실활형인 사람은 대부분 플래셔입니다. 그러나 모세혈관이 일으키는 반응에는 개인차가 있어서 일치하지 않는 경우도 있습니다. 정말 드물지만 실활형이면서 얼굴이 붉어지지 않는 사람(논플래셔)도 있습니다."

얼굴색의 변화와 ALDH2의 관계성은 어느 정도 이해가 되었다. 그렇다면 유형별로 주의해야 할 점을 알아보자.

"활성형은 술에 강한 만큼 상습적으로 과음하는 경향이 강해서 알코올 의존증에 걸리기 쉽습니다. 실활형이 그렇게 마셨다가는 심각한 상태에 이를 수 있으니 억지로 술에 강해지려고 해서는 절대 안 됩니다. 술자리에서는 분위기를 깨는 것 같더라도 거절 의사를 분명히 해야 합니다. 앞에서 말했듯이 실활형이지만 논플래셔인 분들도 있습니다. 얼굴색에 변화가 없다고 해서 술을 마시게 하면 급성 알코올중독 등의 증상이 나타날 수 있으니 주의해야 합니다."

가키부치 씨에 따르면, '가장 주의해야 할 유형은 불활성형'이다.

"불활성형이면서 어느 정도 술을 마실 줄 아는 유형은 '술은 마실수록 강해진다'라는 사실(?)을 몸으로 증명한 분들입니다. 원래는 ALDH2 활성이 낮고 알코올에 약한데 계속 마셔서 알코올 대사를 반복하다 보니 ALDH2 활성이 점점 높아진 것입니다. 즉, 술을 자주 많이 마셔서 알코올 내성이 강해진 상태인 거죠."

알코올은 기본적으로 ALDH2에 의해 분해되는데 과음하면 약물 대사 효소가 분비되어 알코올 대사에 기여한다. 이른바 '효소 유도'라는 현상이다. 가키부치 씨는 "불활성형도 매일 술을 마시면 효소 유도가 일어나 알코올 분해 능력이 높아지기 때문에 얼굴색이 잘 안 변합니다"라고 덧붙인다. 그 말만 들으면 '술이 세지면 좋은 거 아냐?' 하고 생각할 수도 있는데 그렇게 단순한 문제는 아니라고 한다.

"원래 불활성형은 ALDH2의 활성이 낮고 알코올 내성이 약합니다. 효소 유도로 알코올 내성이 강해져도 활성형에 비해 체내에서 술이 잘 안 빠져나가기 때문에 아세트알데히드의 독성에 오래 노출될 위험이 있죠. 그래서 인두암과 식도암에 걸릴 확률도 높습니다. 실제로 저희

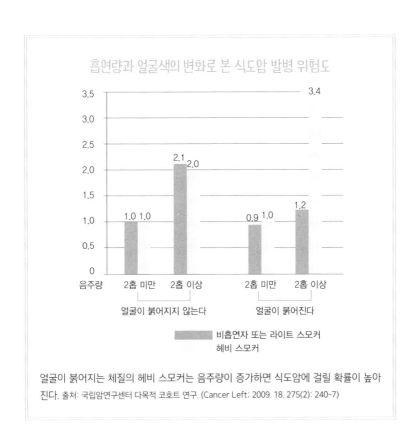

흡연량과 얼굴색의 변화로 본 식도암 발병 위험도

얼굴이 붉어지는 체질의 헤비 스모커는 음주량이 증가하면 식도암에 걸릴 확률이 높아진다. 출처: 국립암연구센터 다목적 코호트 연구. (Cancer Left: 2009. 18. 275(2): 240-7)

병원에 입원한 환자 중에서도 검사 결과 식도암이 발견되는 경우가 상당히 많습니다."

또한 국립암연구센터의 다목적 코호트 연구에서도 음주와 식도암의 밀접한 관련성이 확인되었다. 하루에 술을 1~2홉 정도 마시는 사람은 안 마시는 사람에 비해 식도암에 걸릴 가능성이 2.6배, 2홉 이상 마시는 사람은 4.6배나 높았다.

이 연구에서는 얼굴이 붉어지는 체질과의 관계에 대해서도 조사했는데 '음주 시 얼굴이 붉어지는 체질의 헤비 스모커가 음주량을 늘리면 식도암에 걸릴 위험도가 높아진다'라는 결과가 나왔다.

유전자 검사로 자신의 ALDH2 유형을 아는 게 중요

실활형은 자발적으로 술 마실 일이 없다 치고, 효소 유도 작용으로 술이 세진 불활성형은 각별한 주의가 필요할 것 같다. 그러려면 먼저 자신이 어떤 유형인지 알아야 한다.

"유전자 검사로 유형을 파악하는 것이 첫 번째입니다. 활성형인 줄 알았는데 실제로는 불활성형일 가능성도 높습니다. 암을 예방하기 위한 초기 투자로 생각하고 전문 기관에서 정확하게 검사받아보는 게 좋습니다. 요즘에는 일반 유전자 검사 서비스로도 결과를 알 수 있습니다."

실제로 음주 이력이 길수록 자신이 활성형이라고 믿는 사람도 적지 않다. ALDH2의 활성뿐 아니라 다른 질병의 발병 위험도와 비만 가능성도 알아볼 겸 유전자 검사를 고려해보는 것도 좋을 것 같다.

유전자 검사 비용이 부담되면 '알코올 패치 테스트'로 대신해도 된다. 방법은 매우 간단하다. 탈지면에 일반 소독용 알코올을 묻혀 상완부(어깨에서 팔꿈치 사이) 안쪽에 테이프로 붙이고 7분 후 제거한다. 제거 직후와 10분 후, 각각 피부색의 변화를 보고 ALDH2의 활성을 확인하는 것이다.

탈지면 제거 후 피부색의 변화가 없으면 활성형, 10분 후 붉어지면 불활성형, 제거 직후 붉어지면 실활형이다.

다만 앞에서 설명했듯이 실활형 유전자일지라도 얼굴이 붉어지지 않는 경우가 있으니 정확한 결과는 유전자 검사로 확인하는 게 좋다.

"어떤 방법이든 자신의 ALDH2 유형을 아는 것은 중요합니다. 암을 비롯한 알코올 질환을 예방하는 데 도움이 되고, 또 평소의 음주 습관을 되돌아보고 개선하려면 필요하지요."

일반적인 애주가들은 대학 시절이나 회사 초년병 시절에 남에게 지기 싫어 경쟁적으로 마시다가 어느 정도 술이 세진 사람이 많을 것이다. 물론 젊은 시절에는 건강에 큰 문제가 되지 않을 수도 있다. 그런데 자신의 체질을 잘못 알고 나이가 들면서도 과음을 반복한다면 암 발병 위험도를 높이는 결과를 초래하게 된다. 한편 술이 약한데 얼굴이 멀쩡한 사람에게 술을 강제로 마시게 하는 경우도 많다.

자신의 ALDH2 유형을 알면 술자리에서 생기는 여러 상황에도 얼마든지 지혜롭게 대처할 수 있다. 또한 술과 오랫동안 잘 지내는 방법을 모색할 때도 '내 유형'을 파악하는 것은 매우 중요하다.

4장

술의 진실과 거짓을
검증한다

맥주는 끝없이 들어가고
물은 금방 배부른 이유?

어드바이스 마쓰시마 마사시
도카이대학 의학부 소화기내과학 교수

    푹푹 찌는 한여름이 되면 애주가들은 시원한 맥주 생각이 절로 날 것이다. 아무리 씻어도 땀은 계속 나지만 시원한 맥주를 한숨에 들이켜고 나면 가슴속이 뻥 뚫리는 기분이다. 여름은 역시 맥주가 맛있는 계절이다. 홀짝홀짝 마시다 보면 어느새 몇 병 정도는 금방 해치운다.

    눈앞에 늘어선 빈 맥주병을 보면서, 애주가들이라면 '물배는 금방 차는데 맥주는 어째서 끝없이 들어갈까?'라는 의문을 가진 경험이 있을 것이다. 필자의 키는 152센티미터이다. 이 작은 몸 안에 어떻게 2ℓ가 넘는 맥주가 거뜬하게 들어가는지 정말 놀라울 따름이다.

    '그냥 물'은 금세 배가 차서 아무리 많이 마셔봐야 한 번에 300ml가 최고치이다. 주위 사람들에게 물어보니 대개 '1ℓ 정도'가 한계라고 한다.

　오래전부터 궁금했던 내용이라 인터넷으로도 검색해보았는데 역시나 궁금증을 가진 사람이 많았다. 여러 가지 답변 중에 '위가 알코올을 흡수하기 때문'이라는 내용의 글이 있었다. 과연 사실일까?

　위, 장 등 소화기계 메커니즘에 정통한 도카이대학 의학부의 마쓰시마 마사시 씨에게 물어보았다.

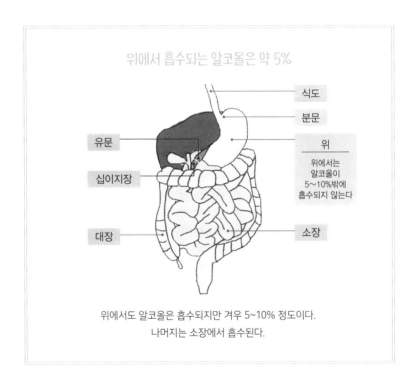

위에서도 알코올은 흡수되지만 겨우 5~10% 정도이다.
나머지는 소장에서 흡수된다.

물은 많이 못 마셔도 맥주는 많이 마실 수 있다는 게 사실일까.

마쓰시마 씨는 "실제로 맥주를 얼마나 마실 수 있는지는 계측된 바 없지만, 물은 많이 마시지 못해도 맥주는 3~4병씩 마시는 분들이 있습니다. 한편 물은 '음수 시험'을 통해 마실 수 있는 양이 검증되었습니다. 연구에 따르면, 인간이 한 번에 마실 수 있는 물의 양은 대략 1~1.5ℓ 정도입니다. 물론 개인차는 있겠지만 물보다 맥주를 더 잘 마시는 사람이 있는 것은 분명하죠"라고 말한다.

그 이유는 무엇일까.

"알코올이 위에서 흡수되는 것은 사실입니다. 그러나 흡수량은 겨우 5~10% 정도이고, 나머지는 소장에서 흡수됩니다. 따라서 그 영향은 미미하죠. 원래 맥주 성분의 대부분이 수분인데 수분은 위에서 흡수되지 않습니다. 즉, 거의 위에 남게 됩니다. 따라서 인터넷에서 말하는 '알코올은 위에서 흡수되기 때문에 많이 마실 수 있다'라는 설은 주된 원인이 될 수 없습니다."

물론 속설이 전혀 근거 없는 것은 아니었지만 어디까지나 부수적인 요인이었다.

"오히려 알코올에는 위의 배출 기능을 억제하는(위의 내용물을 밖으로 나가지 못하게 하는) 작용이 있습니다. 스위스 취리히대학의 연구를 통해 알코올 농도가 높아질수록 위의 배출 기능을 억제하는 작용이 높아진다는 사실도 밝혀졌습니다. 알코올이 소화 호르몬의 일종인 콜레키스토키닌의 수용체를 자극함으로써 이러한 현상이 나타나는 것으로 추측됩니다."

이런 과학적인 설명은 애주가들의 상식을 뒤집는 것들이다. 맥주의 알코올 도수는 높아봐야 5%이지만 위의 배출 기능을 억제하는 작용은 그대로 유지된다. 그렇다면 오히려 맥주를 많이 못 마셔야 당연한 것 아닌가. 대체 맥주가 끊임없이 들어가는 진짜 이유는 무엇인가.

맥주를 많이 마실 수 있는 것은 가스트린 때문이다?

마쓰시마 씨는 이렇게 말한다.

"아직 정설은 아니지만 위에서 분비되는 '가스트린 호르몬'의 작용일 가능성이 유력합니다. 이 호르몬은 위의 유문(위 출구) 전정부에 있는 G세포에서 분비되며, 주로 위 운동 촉진, 위산 분비 촉진, 펩시노겐 분비 촉진, 인슐린 분비 촉진에 관여합니다. 또한 위 입구 쪽 운동은 억제, 출구 쪽 운동은 촉진하는 작용도 있다고 합니다. 위에서 음식물을 가득 담은 채 출구 쪽의 음식물을 밀어내게 하는 거죠.

독일 에센대학 등의 연구를 통해 맥주에 가스트린 분비를 촉진하는 효과가 있다고 밝혀졌습니다. 맥주를 마시면 위의 배출 효과가 높아져서 많은 양을 소화할 수 있다는 가설을 생각해볼 수 있습니다.

이 같은 효과는 맥주, 와인 등 효모를 이용해 당을 알코올로 분해해서 만드는 양조주에서 볼 수 있는데, 그중에서도 특히 맥주의 효과가 높다고 합니다. 물을 섞어 희석한 술이나 증류주는 이와 같은 효과가 확인되지 않습니다. 다만 가스트린 분비를 촉진하는 구체적인 성분은 특정되지 않았습니다. 양조 과정에서 생기는 몇 가지 휘발 성분이 관여하는 것으로 추측할 뿐이지요. 이처럼 맥주를 많이 마실 수 있는 것은 가스트린 때문일 가능성이 있습니다. 또한 맥주에 들어 있는 아페리딘(Aperidine) 같은 성분이 직접 소화관 운동을 촉진한다는 보고도 있습니다."

맥주를 많이 마실 수 있는 데 가스트린 호르몬이 영향을 미치는 것은 확실한데, 아직 의학적으로 완벽하게 증명되지 않은 상태이다. 앞으로의 연구에 기대를 걸어야 할 것 같다.

맥주에 함유된 탄산도 알코올 흡수를 촉진한다

마쓰시마 씨에 따르면, 맥주에 함유된 탄산에도 알코올 흡수를 촉진하는 작용이 있다.

"탄산이 들어 있는 알코올은 흡수율이 높아집니다. 영국 맨체스터 대학 등의 연구에 따르면, ①보드카(스트레이트), ②보드카를 물과 섞은 것, ③보드카를 탄산수와 섞은 것을 마신 후 알코올 농도를 비교하는 실험을 했을 때 ③보드카를 탄산수와 섞은 것이 흡수율이 가장 높다는 결과가 나왔습니다. 알코올 도수가 낮아도 탄산이 들어 있으면 알코올의 흡수율이 높아지는 것입니다.

따라서 알코올 도수가 낮은 맥주가 탄산 때문에 다른 알코올음료보다 흡수율이 더 높다고 볼 수 있습니다. 하지만 맥주에 함유된 알코올 함량은 높아봐야 5% 정도고, 나머지 95%는 위에서 그대로 배출되기 때문에 주원인이라고 하기는 어렵습니다."

또한 마쓰시마 씨는 맥주에 함유된 숙신산, 말산 등에는 위산 분비를 촉진하고 위의 운동을 원활하게 하는 효과가 있다고 한다. 술자리를 맥주로 시작하는 것은 그저 목 넘김이 좋고 시원하기 때문만은 아니었던 것이다.

맥주를 많이 마실 수 있는 요인이 어쩌면 '가스트린 호르몬'일지도 모른다는 것을 확인했다. 하지만 맥주도 많이 마시면 어김없이 숙취가 생긴다. 몸의 수분을 빼앗아가는 이뇨 작용까지 하기 때문에 다음 날 심한 숙취로 고생하게 된다. "학생 때는 넷이서 20ℓ의 맥주를 해치운 적도 있다"라며 스스로 주당임을 공언한 마쓰시마 씨도 "맥주도 너무 많이 마시면 다음 날까지 후유증이 생기죠" 하고 쓴웃음을 짓는다.

그는 "다음 날 숙취에 시달리지 않으려면 음주 후에라도 수분을 충분히 섭취하는 것이 좋습니다"라고 강조한다. 물론 맥주는 대부분 수분이라 물과 함께 마시기가 어렵다. 대신 적어도 술자리가 파하면 잊지 말고 수분을 충분히 보충하자.

왜 '기내 음주'는
술에 빨리 취하는가?

어드바이스 오코시 히로후미
도항의학센터 니시신바시클리닉

비행기의 저산소 상태가 평소보다 빨리 취하는 요인

'비행기에서 술을 마시면 평소보다 빨리 취한다.'

비행기 안에서 술을 마셔본 애주가는 물론이고, 일반인들도 충분히 공감할 '비행기 만취설'은 어디까지가 진실일까?

필자도 비행기에서 맥주를 마시면 겨우 한 캔에 기분이 좋아지고, 평소에는 거의 변하지 않는 얼굴색도 갑자기 붉어질 때가 있다. 맥주를 물처럼 마시는 필자 같은 주당에게는 놀랄 만할 사건이었다. 그 후 비행기에서는 좀체 술을 마시지 않는다.

왜 비행기에서 술을 마시면 지상에서보다 빨리 취할까? 일상에서 벗어났다는 안도감 때문일까, 아니면 어떤 신체의 변화가 작용하는 것일까?

그런데 비행기에서의 음주에 대해 여러 가지로 조사해보니, 그러한 현상이 이른바 '이코노미클래스증후군'과 관련이 있다는 사실을 알게 되었다. 그냥 땅 위에서처럼 마신 후 취하고 마는 정도가 아니라 생사가 걸린 문제라면 보통 심각한 게 아니다.

비행기 만취설의 의문에 대해 도항의학센터 니시신바시클리닉의 오코시 히로후미 씨에게 물어보았다.

"비행기를 타면 여행이 주는 해방감에 술을 마시는 분들이 많을 텐데 저는 마시지 않는 것을 추천합니다."

이런! 오코시 씨는 부드러운 말투로 단호하게 비행기 금주령을 내렸다. 비행기에서 마시는 술은 의사가 경고할 만큼 정말로 위험한 걸까?

"비행기는 이륙 후 고도 1만 미터 부근을 비행합니다. 비행 중에는 외부 공기를 빨아들여 여압 장치로 기압을 조절하죠. 기내의 기압은 0.8기압 전후, 최대 0.74기압까지 낮아집니다. 후지산으로 치면 5합목 정도(해발 2,000~2,500미터 부근)에 필적합니다. 거기서 기압이 더 낮아지면 고산병 발병률이 높아지기 때문에 더 낮아지지 않도록 조정합니다.

비행기 안의 기압이 낮아지면 산소의 분압도 감소하는데, 구체적으로는 지상의 80% 수준으로 떨어집니다. 쉽게 말해서 한 번 호흡할 때 체내로 들어오는 산소량이 지상에 비해 20퍼센트 정도 감소하는 것이죠. 이러한 환경에 오래 있으면 몸이 호흡과 맥박수를 높여서 적응하려 하고, 혈중 산소 농도(산소 포화 농도)가 92~93%로 떨어져 저산소 상태가 됩니다. 산소 포화 농도 90% 이하는 저산소 위험 수준에 해당합니다. 즉, 기내에서는 우리 신체가 위험 수준의 일보 직전에 있는 셈이죠. 이 저산소 상태가 바로 평소보다 빨리 취하는 요인의 하나입니다."

저산소 상태의 음주는 알코올의 영향을 배가

일반적으로 알려진 속설이지만, 기내에서 빨리 취하는 것은 '낮은 기압으로 인한 말초혈관 확장으로 혈액 순환이 촉진되고', 또 '저산소 상태에서는 알코올 분해에 필요한 산소가 공급되지 않아서'라는 이야기가 있다. 그러나 오코시 씨는 아직 의학적 근거가 없는 이야기에 불과하다고 말한다.

그렇다면 대체 저산소 상태에서는 우리 몸에 무슨 일이 일어나는 걸까?

"뇌는 저산소 상태가 되면 활동 능력이 떨어지고 판단력이 둔해지는 등 취했을 때와 비슷한 증상을 보이기도 합니다. 그런 상태에서 술을 마시면 평소보다 알코올의 영향이 배가되어 나타나기 때문에 '빨리 취하는' 느낌이 드는 것입니다. 이러한 현상은 혈중 알코올 농도가 높아지거나, 알코올의 흡수가 촉진되어 나타나는 것이 아닙니다.

그리고 단순히 알코올 문제로만 치부해버릴 것이 아니라 심장 질환, 당뇨병 등 혈관 질환이 있는 분들은 증상이 악화될 가능성이 있으므로 더욱 주의해야 합니다."

'비행기 음주'는 생명을 위협하는 심각한 문제

오코시 씨는 하네다-방콕 간 비행에서 직접 펄스 옥시미터를 장착하고 산소 포화 농도의 변화를 측정했다. 비행 중의 산소 포화 농도는 평균 92.8% 정도의 저산소 상태가 계속되는 것을 확인할 수 있었다. 더구나 중간중간 저산소 위험 수준인 90%에 이르기도 했다.

또한 그래프를 자세히 보면 비행 중간에 갑자기 수치가 뚝 떨어지면서 저산소 위험 수준을 밑도는 부분이 있다. 어떤 상태였냐고 물었더니 와인 2~3잔을 마시고 수면을 취한 상태라고 한다.

"잘 때는 건강한 사람도 호흡이 약해서, 깨어 있을 때보다 저산소 상태가 됩니다. 그리고 알코올을 섭취하면 저산소에 대한 몸의 반응이 둔해지죠. 술을 마시고 잠을 자면 우리 몸이 저산소 상태를 부추기거나 지속하게 되어 위험합니다."

해외여행 등으로 장거리 비행을 하게 되면 늘 '술 마시고 잠을 자면서 쉬자'라고 생각했는데, '비행기 음주'는 생명을 위협하는 심각한 문제라는 사실을 새삼 깨달았다.

심지어 필자는 '취해서 빨리 자려고' 알코올 도수가 높은 위스키나 브랜디를 스트레이트로 마셨다. 그때는 몰라서 그랬다고는 하더라도 나 자신의 무지가 원망스러울 따름이다.

저지대(해발 171미터)와 고지대(3,000미터)에서 알코올 섭취 전후의 혈중 산소 농도를 비교한 연구도 있다. 이에 따르면 고지에서는 저지에 비해 산소 농도가 낮아지는데 알코올을 섭취하면 양쪽 모두 산소 농도가 낮아지는 것으로 확인됐다. 즉, 알코올 섭취 자체가 우리 신체의 저산소 상태를 더욱 부추기고 있다는 뜻이다.

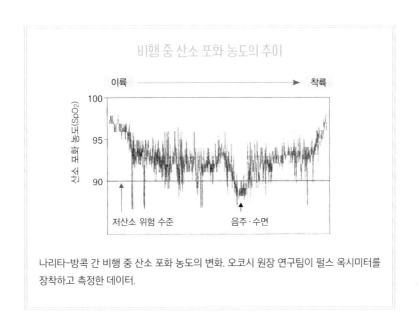

나리타-방콕 간 비행 중 산소 포화 농도의 변화. 오코시 원장 연구팀이 펄스 옥시미터를 장착하고 측정한 데이터.

오코시 씨는 기내 환경이 건강을 위협하는 요소가 또 있다고 말한다.

"물론 저산소 상태도 위험하지만 기내의 건조함으로 인한 수분 부족도 위험합니다. 알코올의 이뇨 작용으로 수분이 부족해지면 이른바 이코노미클래스증후군 같은 문제가 생길 수 있거든요.

비행기 안은 굉장히 건조합니다. 이륙 후 30분이 지나면 기내의 습도는 30%대로 떨어지고 이후 20%까지 내려갑니다. 적당한 습도라고 알려진 40~70%와 비교하면 절반에도 못 미치는 수준이죠. 건조한 상태에서 알코올을 마시면 이뇨 작용 때문에 혈액 속의 수분이 부족해지고, 피가 끈적끈적한 상태가 되면서 혈전이 생길 수 있습니다. 안 그래도 기내는 같은 자세로 오래 앉아 있어야 하기 때문에 혈전이 생기기 쉽습니다.

그래서 기내 음주는 이코노미클래스증후군을 일으킬 가능성이 더 높다고 하는 것입니다. 이를 예방하려면 알코올은 안 마시는 것이 좋겠죠. 특히 심장병 같은 혈관계 질환이나 성인병이 있는 분들은 주의해야 합니다."

기내는 굉장히 건조해서 시간이 갈수록 눈도 뻑뻑해지고 피부도 푸석해진다. 이럴 때 애주가들은 '갈증 나는데 맥주로 목이나 축이자'라고 생각하기 쉬운데, 기내에서 섭취하는 알코올은 수분을 보충하기는커녕 오히려 탈수만 부추길 뿐이다.

항공사의 홈페이지를 잘 살펴보면 '알코올은 이뇨 작용에 의한 잦은 소변으로 혈중 수분량을 감소시켜 혈전증을 유발할 수 있습니다'라는 주의 사항도 있다.

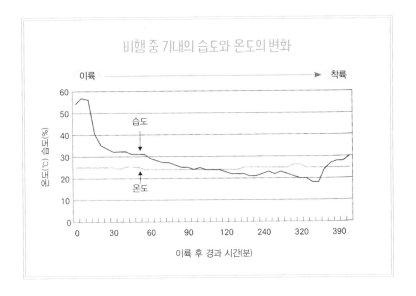

비행 중 기내의 습도와 온도의 변화

나리타-방콕 간 비행 중의 기내 습도와 온도의 변화를 보여주는 그래프이다. 온도는 에어컨에 의해 24℃ 정도로 유지된다. 한편 습도는 환기 과정에서 건조한 외부 공기가 유입되어 이륙 후 30분 만에 약 30%, 2시간 경과 후에는 약 20%까지 낮아진다.

하지만 위험성을 알면서도 술을 참지 못하는 것이 애주가들의 참을 수 없는 어리석음이다. 만약 기내에서 술을 마신다면 어느 정도가 적당할까.

"가급적이면 안 마시는 게 좋지만 도저히 못 참겠다면 조금만 드세요. 일반적인 기준은 평소의 절반입니다. 그리고 위스키, 브랜디처럼 알코올 도수가 높은 술은 스트레이트나 온더록스로 마실 경우 알코올의 영향을 더 강하게 받을 수 있으니 반드시 물에 희석해서 드시기 바랍니다. 맥주와 스파클링 와인 같은 탄산 계열은 주의하세요. 비행기에서는 위장 안의 공기가 팽창하기 때문에 이런 술은 가스가 찰 수 있습니다. 가급적 마시지 않는 게 좋겠죠."

그렇다면 탑승 전에 마시는 술은 어떨까. 오코시 씨는 "기압과 습도 등의 환경이 바뀌기 전에 먹고 취하는 것은 더더욱 위험합니다"라고 단호하게 말했다. 알코올이 몸에 들어가는 것은 매한가지인 것을…… 정말 바보 같은 질문이었다.

기내에서는 음주 대신 충분한 수분 섭취가 중요

기내에서 음주량을 줄이는 것 외에 주의해야 할 점은 없을까. 오코시 씨는 충분한 수분 섭취를 강조한다.

"비행기로 장거리 여행을 할 때는 수분을 충분히 섭취해야 합니다. 식사의 수분량을 포함해 시간당 100ml 정도는 의식적으로 섭취하세요. 개인차가 있겠지만 적당한 음수량은 체중 1kg당 2ml이므로 체중이 50kg이면 100ml, 100kg이면 두 배인 200ml를 섭취해야 적당합니다. 갈증이 나기 전에 미리미리 물을 마시는 게 좋습니다."

또한 혈전 예방과 관련해 "장거리 비행에서는 다리 굽혔다 펴기 등의 가벼운 운동이 효과적입니다"라며 여성은 탄력스타킹을 신는 것도 방법이라고 조언한다. 또한 골절 등으로 다리가 고정된 상태일 때는 미리 주치의와 상담해 혈전 예방제를 처방받는 것도 좋다고 한다.

"여러 가지로 겁을 준 것 같은데 너무 걱정하지 마세요. 가장 중요한 것은 '지상과 다른 환경'이라는 것을 명심하는 것입니다. 그것만 잊지 않으면 고주망태가 될 일은 없을 거예요. 의사로서는 비행기에서 내린 다음 마시라고 말해야겠습니다만…….(웃음)"

장거리 비행에서 마시는 술은 여행의 또 다른 즐거움이다. 일찍이 항공사도 '기내에서 제공하는 술은 서비스의 연장선'이라고 생각했다. 그러나 2000년경부터 이코노미클래스증후군을 걱정하는 목소리가 높아지자, 항공사도 기내 알코올 제공에 대한 생각을 조금씩 바꾼 게 아닌가 싶다. 홈페이지에도 지나친 음주는 삼가는 것이 좋다고 되어 있다.

최근에는 황금연휴나 장기 휴가를 이용해 해외여행을 떠나는 사람이 부쩍 많아졌다. 기내에서 술을 지나치게 마시면 컨디션이 망가져 모처럼의 여행을 망칠 수도 있다. 또한 취한 상태에서 만에 하나 불의의 사고라도 나면 여러 가지 문제가 뒤따른다.

비싼 돈 주고 가는 여행이 허무하게 끝나지 않도록 아무쪼록 기내 음주는 피하는 것이 좋겠다.

왜 술에 취하면
같은 말을 반복할까?

어드바이스 가키기 류스케
자연과학연구기구 생리학연구소 교수

뇌의 전두엽, 소뇌, 해마는 알코올의 영향을 받는다

취하면 우습고 엉뚱한 행동을 할 때가 있다. 귀에 딱지가 앉을 때까지 같은 말을 반복하거나, 지하철을 타고 가면 될 것을 군이 걸어가겠다고 고집을 부리는 등등…….

술 취했을 때만 나오는 이러한 행동은 사실 뇌와 알코올의 기묘한 관계에서 비롯된다. 인간의 몸과 뇌의 작용을 연구하는 자연과학연구기구 생리학연구소의 가키기 류스케 씨에게 물어보았다.

"뇌에는 유해 물질을 차단하는 '혈액 뇌관문'이 있습니다. 말하자면 뇌의 벽 기능을 담당하는 기관인데, 분자량 500 이하의 물질과 지용성 물질만 이 벽을 통과할 수 있습니다. 이 두 가지 조건을 모두 충족하는 알코올(에탄올의 분자량은 46.07)은 뇌관문을 수월하게 통과해 뇌 전체의 기능을 일시적으로 '마비'시킵니다. 그래서 이러한 행동들이 일어나는 것이죠."

가키기 씨는 전두엽, 소뇌, 해마가 알코올의 영향을 쉽게 받는다고 한다.

"전두엽은 인간의 사고와 이성 제어, 소뇌는 운동 기능 조절, 해마는 기억 보존을 담당합니다. 취했을 때만 나타나는 이러한 기행들은 이 세 가지 부위의 기능이 저하된 탓입니다."

만취로 전두엽이 마비되면 '뒷담화'가 하고 싶어진다?

"평상시 뇌는 '이성의 지킴이'라고 할 수 있는 전두엽 덕분에 이성적인 행동을 유지합니다. 하지만 일단 알코올이 들어가면 점점 그 역할이 느슨해지면서 컨트롤 기능이 떨어지죠. 술에 잔뜩 취한 사람은 뒷담화를 하거나 비밀을 누설하고, 자랑하고 싶어 하는 경향이 강해지지요. 초기 단계에는 '도파민과 아드레날린 같은 뇌 호르몬이 흥분 작용을 일으켜서' 그렇다는 설도 있는데, 평소에 절대 하지 않을 말을 하는 것은 전두엽이 마비되기 시작했을 때 나타나는 전형적인 행동입니다."

사람마다 행동의 차이는 있겠지만 무대포로 언성을 높이고, 저질스러운 이야기를 하고, 굳이 먼 거리를 걸어가는 등의 이상 행동을 하는 것은 전두엽이 마비되었기 때문이다. 술에 취할수록 전두엽이 이성을 억제하는 힘은 점점 약해진다고 한다. 술자리의 단골 메뉴인 '뒷담화'도 여기에 해당한다.

알코올로 인해 자신의 임무에서 '해방된' 전두엽은 사람을 어마어마한 수다쟁이로 만든다. 그나마 남에 대한 비난이나 자기 자랑에서 멈추면 다행이다. 만취한 상태에서는 거동에도 영향을 미친다. 이때 관여하는 것은 소뇌이다. 소뇌는 평형 감각, 운동과 행동의 섬세한 움직임, 지각 정보 등을 담당하는 부위이다.

"알코올로 인해 소뇌의 기능이 저하되면 운동의 정교함과 정확성이 떨어집니다. 그래서 갈지자로 걷고, 혀가 꼬이고, 스마트폰을 제대로 조작하지 못하는 등 누가 봐도 한눈에 '만취한 상태'라는 사실을 알 수 있죠."

술에 취해 필름이 끊겨도 집을 잘 찾아가는 이유?

술을 마시는 사람이라면 대부분 경험하는 것이 바로 '기억의 망각'이다. 술 마신 다음 날, '2차 술값을 누가 냈지? 내가 냈던가?' 하고 불안해질 때가 있다. 나중에 함께 마셨던 사람에게 "멀쩡하게 얘기도 했고 술값도 먼저 계산했더라고"라는 말을 듣고 가슴을 쓸어내리지만 정작 당사자는 전혀 기억이 나지 않는다. 이 수수께끼의 열쇠는 해마가 쥐고 있다.

"해마에는 단기 기억을 남기고, 그것을 장기 기억으로 바꾸는 두 가지 역할이 있습니다. 단기 기억은 새로운 사항을 일시적으로 기억하는 것을 말합니다. 예컨대 컴퓨터 키보드로 데이터를 입력한 후 그것을 저장하지 않고 전원을 끄는 것과 같습니다. 취해서 같은 말을 반복하거나 제대로 술값을 계산하고도 기억을 못하는 것은 '이미 말하고 행동했다'라는 기억을 저장하지 않았기 때문입니다"라고 가키기 씨는 해설한다.

그래서 술에 취하면 같은 말을 반복하는 것이다.

만취한 상태에서는 자기가 방금 한 이야기는 기억을 못해도, 술자리가 끝난 후에 집은 제대로 찾아간다. 마치 내비게이션에 집을 목적지로 설정해둔 것처럼 말이다. 왜일까.

가키기 씨는 '장기 기억 덕분'이라고 설명한다.

"'추억 기억' 또는 '에피소드 기억'이라고도 하는 장기 기억은 뇌에 오래 머무는 기억입니다. 집으로 가는 길은 매일 반복해 다님으로써 장기 기억으로 고정됩니다. 매일 기억의 격납고에서 끄집어내는 내용이기 때문에 취한 상태에서도 금방 생각나는 거죠. 의식이 거의 없는 상태에서도 집에 제대로 찾아갈 수 있는 것은 그런 이유입니다."

가령 여행지나 출장지에서 술에 취하면 숙소를 못 찾아가는 참사가

벌어지기도 하는데, 이것은 목적지와 경로가 장기 기억에 보관되어 있지 않기 때문이다.

이렇게 뇌와 알코올의 관계성을 이해하면 취해서 하는 모든 기행을 설명할 수 있다. 혹시 술에 취한 당사자는 실수라도 저질렀다면 '술자리였으니까'라며 관대하게 웃어넘기고 싶을 것이다. 단, 취하지 않은 사람은 냉정한 눈으로 당신의 취중 모습을 관찰한다는 것을 잊지 말자.

술에 취했을 때
구토가 나는 이유는?

어드바이스 후루카와 나오히로
가와사키의료복지대학 의료기술학부 교수

구토는 생명 유지에 필요한 인체의 생리 메커니즘

애주가들이 가장 싫어하는 한 가지는 '음주 후 구토'일 것이다.

모처럼 맛있는 술을 즐겁게 마셔놓고 모두 게워내면 너무 고통스럽고 허무하다. 만취한 상태에서 구토를 했다고 기분이 금세 나아지는 것도 아니다. 하지만 몇 번이나 쓰라린 경험을 하고서도 또 토할 때까지 마셔버리는 애주가들의 음주 습관은 쉽게 고쳐지지 않는다.

그렇다면 과음하면 왜 구토가 일어나는 것일까? 구토의 생리 메커니즘에 정통한 후루카와 나오히로 씨에게 물어보았다.

"구토는 몇 가지 단계를 거쳐서 일어납니다. 우선 기분이 안 좋아지고(메스꺼움), 이와 동시에 다량의 침 분비 같은 자율신경반사가 일어납니다. 그런 다음 소장에서 위로 역연동(逆蠕動, 장의 내용물이 입 쪽으로 역류하는 현상)이 일어나면서 소장에 있던 토사물이 위에 모입니다. 이어서 호흡이 정지하고 흡식근(吸息筋)과 호식근(呼息筋)이 동시에 수축 작용(레칭, retching)을 하며 강한 복압(腹壓)을 가합니다. 이때 상부 식도 괄약근과 성문(聲門, 좌우 성대 사이에 있는 구멍)이 조이고 유문이 닫히면서 토사물이 위에 갇힙니다. 이어서 상부 식도 괄약근이 풀리고 복압에 의해 위의 토사물이 입을 통해 단숨에 쏟아져 나옵니다. 이것이 구토의 메커니즘입니다."

후루카와 씨는 원래 구토라는 생리 행동은 '인간이 갖춘 생리 메커니즘 중 생명을 유지하는 데 가장 중요한 장치의 하나'라고 말한다. 몸에 안 좋은 것이 들어왔을 때 토해내는 것은 생명 유지에 필요한 위대한 방어 반응이라는 것이다.

그러나 구토 연구는 동물 실험에 의존할 수밖에 없어서 인간의 생리학으로서는 아직 해명되지 않은 부분이 많다고 한다. 후루카와 씨에 따르면, 구토는 ①복부 내장 자극에 의한 것, ②혈액에 의한 것, ③전정감각 자극에 의한 것, ④후각, 미각, 시각성 입력에 의한 것, ⑤신경성 입력에 의한 것, ⑥중추신경 자극에 의한 것으로 분류된다. 그중 술로 인한 구토는 ②에 해당한다.

"과음으로 혈중 아세트알데히드의 농도가 임계값을 넘어가면 연수(延髓, 숨골)의 최종야(area postrema, 맨 아래 구역)에 있는 화학수용기라는 곳으로 신호가 갑니다. 그 다음 구강인두반사(口腔咽頭反射), 미각, 복부 장기 감각에 관여하는 고속핵(孤束核)을 통해 구토 중추로 신호가 가면서 구토가 일어나는 것으로 추측됩니다. 과음으로 인한 구토는 몸이 긴급 사태에 처했다는 신호이므로 자연스러운 생체 반응에 따라 토해 내면 됩니다."

구토를 유발하는 6가지 요인

복부 내장 자극에 의한 구토
독극물 섭취, 식중독, 복부 질환, 복부 강타, 복부 방사선 조사(照射) 등에 기인한다.

혈액에 의한 구토
약물, 세균 독소, 니코틴, 가스, 알코올, 대사산물 등에 기인한다.

전정감각 자극에 의한 구토
멀미, 메니에르병 등에 기인한다.

후각, 미각, 시각성 입력에 의한 구토
자극적인 냄새, 불쾌한 맛, 혐오감이 느껴지는 색채, 반전되거나 초점이 흔들린 이미지 등에 기인한다.

신경성 입력에 의한 구토
감정 억압, 강한 불쾌감, 공포, 스트레스, 트라우마 등에 기인한다.

중추신경 자극에 의한 구토
뇌압 상승, 뇌출혈, 뇌종양, 지주막하 출혈 등의 뇌 질환에 기인한다.

애주가 중에는 구토를 하지 않으려고 버티는 사람도 있고, 추한 꼴 보이기 싫어서 억지로 참는 사람도 있는데 몸에는 좋지 않은 습관이다.

한편 빨리 속을 다스리고자 손가락을 입에 넣어 억지로 토한 경험은 누구나 갖고 있을 것이다. 그런데 후루카와 씨는 '이거야말로 절대 금물'이라고 충고한다.

"조금 전 말씀드렸듯이 구토는 궁극적으로 '생명 유지 장치'이기도 해서 몸에 상당한 부담을 줍니다. 토사물에는 위산 외에 지방을 녹여 소화관 점막을 손상시키는 담즙이 있습니다. 구토 후 신맛이 느껴지면서 목구멍이 메는 듯한 느낌이 드는 것은 식도가 위산에 손상됐기 때문인 것으로 추정됩니다. 구토 전 단계에서 침이 대량으로 분비되는 것은 위산과 담즙으로부터 식도를 지키기 위한 반응이고요. 그런데 이러한 준비 없이 강제로 구토를 하게 되면 당연히 식도가 손상되겠죠. 지나친 알코올 섭취로 인해 어쩔 수 없는 경우라면 몰라도 억지로 토해서는 안 됩니다."

그럼 구토를 하고 싶은데 쉽게 나오지 않을 때는 어떻게 해야 할까?

"과학적으로 입증된 방법은 숨을 잠시 참았다가 강한 냄새를 맡는 것입니다. 예를 들면 향수, 김치 등의 냄새를 맡는 거죠. 틀림없이 바로 구토가 일어날 것입니다. 하지만 갑자기 그런 것을 준비하기는 어렵겠죠. 그럴 때는 물을 두어 잔 마시고 위에 약간의 자극을 주어서 구토를 유발하는 것이 무난한 방법입니다."

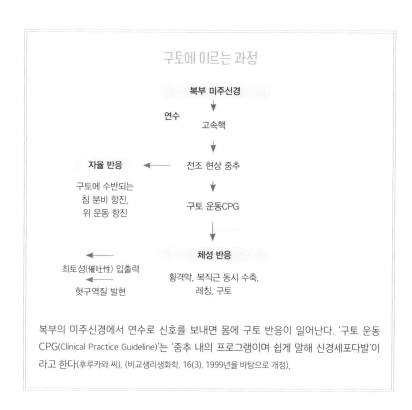

구토에 이르는 과정

복부 미주신경

연수 → 고속핵

자율 반응 ← 전조 현상 중추

구토에 수반되는
침 분비 항진,
위 운동 항진

구토 운동CPG

체성 반응

← 최토성(催吐性) 입출력

← 헛구역질 발현

횡격막, 복직근 동시 수축,
레칭, 구토

복부의 미주신경에서 연수로 신호를 보내면 몸에 구토 반응이 일어난다. '구토 운동 CPG(Clinical Practice Guideline)'는 '중추 내의 프로그램이며 쉽게 말해 신경세포다발'이라고 한다(후루카와 씨). (비교생리생화학, 16(3), 1999년을 바탕으로 개정).

만취 상태에서의 목욕과 구토는 피해야 한다

지금까지 구토의 메커니즘과 위험성을 알아보았다. 후루카와 씨는 몸에 가장 큰 부담을 주는 구토가 있다고 한다. 만취한 상태에서 목욕을 하다 갑자기 쏟아내는 구토이다.

"만취 상태로 목욕을 하면 혈류가 급격하게 빨라져서 갑자기 구토가 일어날 수 있습니다. 사견이지만 알코올에 의해 뇌 기능이 마비되기 때문에 자율신경반사 없이, 즉 침 분비 등의 전조 증상 없이 갑자기 구토하게 되는 게 아닌가 싶습니다. 전조 증상이 없는 구토는 식도에 열상을 입히기 때문에 심한 경우 출혈을 동반할 수 있습니다."

구토를 예방하려면 먼저 과음으로 컨디션이 망가지지 않게 해야 한다. 예컨대 사전에 치즈 등의 단백질을 먹어서 알코올이 위에 흡수되는 속도를 늦추는 것도 좋은 방법이다.

만약 위가 비어 있는 상태, 즉 이미 여러 번 토해서 위액만 나오는 상태라면 몸이 보내는 위험한 신호일 수 있다. 후루카와 씨는 "급성 알코올중독일 수도 있기 때문에 신속하게 응급 처치를 해야 합니다"라고 말한다.

과음으로 인해 병원 신세를 지는 것은 애주가로서도 당연히 피해야 할 상황이다. 병원에 들락거리면서까지 음주를 고집할 수는 없지 않은가. 자신에게 맞는 음주량과 음주법을 습관화하는 것이 진정한 애주가의 자세일 것이다.

술의 세기는 100%
유전자로 결정된다!

어드바이스 아사베 신이치
지치의과대학 부속 사이타마의료센터 전 교수

아세트알데히드를 빨리 분해하는 사람은 술이 세다

'술은 마실수록 세진다.'

학생 시절, 직장 시절을 통틀어 술자리에서 선배와 상사들로부터 가장 자주 듣는 소리일 것이다. 이런 근거 없는 신화(?)를 믿고 억지로 술을 마시다가 과음의 후유증으로 고생한 사람이 한둘이 아니다.

필자는 실제로 잦은 술자리를 가지면서 술이 세진 편이지만, 지인들 가운데 술을 마신 후 매번 힘들어할 뿐 전혀 세지지 않는 사람도 있다. 술이 센 사람과 약한 사람은 어떻게 결정되는 것일까. 지치의과대학 부속 사이타마의료센터의 간 전문의인 아사베 신이치 씨에게 물어보았다.

술의 세기는 100% 유전자에 의해 결정된다고 한다.

"술을 마셨을 때 불쾌감을 일으키는 주범은 알코올을 분해했을 때 생기는 아세트알데히드입니다. 이것은 '아세트알데히드 탈수소효소'에 의해 분해되며, 그 활성 정도는 유전자 조합에 따라 달라집니다. '강한 유전자'가 2개인 사람은 아세트알데히드를 빨리 분해할 수 있는, 술이 센 유형이지요. '약한 유전자'가 2개인 사람은 아세트알데히드가 점점 축적되는, 술이 약한 유형입니다."(95페이지 참조)

집안의 유전자를 따져보면 술이 센지 약한지 쉽게 알 수 있다. 술이 센 부모에게서 태어나면 술이 세고, 술이 약한 부모에게서 태어나면 자녀도 술이 약하다.

"술의 세기는 인종에 따른 차이도 있어서 백인과 흑인은 100퍼센트 센 유전자를 갖고 있는 반면, 황색 인종은 센 유전자를 가진 사람이 약 50퍼센트, 약한 유전자를 가진 사람이 약 10퍼센트이며, 두 가지가 섞인 유전자를 가진 사람이 나머지 40퍼센트를 차지합니다."

아사베 씨는 "재밌게도 두 가지가 섞인 사람은 '센 유전자'가 있어서 왠지 잘 마실 것 같지만 처음에는 굉장히 약합니다. 그러나 자꾸자꾸 마시면서 점점 세지는 거죠"라고 덧붙인다. '센 유전자'가 있는데도 '술을 못 마시는 유형'으로 잘못 알고 있는 사람이 적지 않다고 한다.

술의 세기를 알아보는 간단한 방법으로는 앞에서 소개한 '패치 테스트'가 있다.

약물 대사에 관여하는 효소를 단련하면 술이 세진다?

"아세트알데히드 탈수소효소는 알코올 대사를 반복하는 동안 점점 활성화됩니다. 또한 알코올 대사를 담당하는 시토크롬 P450 3A4(이하 CYP3A4) 효소도 함께 활성화되죠.*"

CYP3A4는 주로 약물 대사에 관여하며 간에 많다. CYP3A4가 활성화되면 술을 많이 마셔도 컨디션이 잘 유지되고, 얼굴이 금세 붉어지는 사람도 얼굴색의 변화가 잘 나타나지 않는다. 아쉽게도 CYP3A4의 활성 정도를 수치화해 확인할 수는 없지만, 이전보다 술이 세진 것 같다면 CYP3A4 덕분일 수도 있다. 다만 오랫동안 술을 마시지 않으면 둘 다 활성도가 떨어져서 다시 적은 양에도 금세 취하게 된다. '두 가지가 섞인 유형'이라는 아사베 씨는 아세트알데히드 탈수소효소와 CYP3A4가 충분히 활성화된 상태에서 시험 삼아 한 달 동안 술을 끊었더니, 금주가 끝날 무렵 술이 약해진 것을 경험했다고 한다.

'아세트알데히드 탈수소효소의 활성도는 개인차가 큰 만큼 억지로 단련하려 해서는 안 된다'라고 아사베 씨는 충고한다. 그리고 알코올 의존증은 전체의 50%인 '주당' 유형보다 40%인 '두 가지가 섞인 유형'에 더 많다고 한다. 매일 술을 마시다 보면 술이 세졌다고 착각하기 마련이다. 그래서 점점 더 주량을 늘리다가 최악의 경우 알코올 의존증이 되는 것이다. 이쯤 되면 술을 즐기기는커녕 전문가의 도움이 필요한 상황이다.

그리고 술을 억지로 많이 마셔서 세져봐야 병이 생기면 아무런 의미가 없다. 자신의 주량을 과신해 무리하지 말고 그날의 컨디션에 따라 숙취가 생기지 않을 만큼만 마시자. 그것이 가늘고 길게 자신만의 음주 라이프를 즐기는 요령이다.

CYP3A4가 활성화되면 술이 세지는 대신 다른 단점이 생긴다는 것을 명심하자. 바로 유효 성분의 대사 속도가 달라져 약물 본래의 효과가 나타나지 않을 때가 있다는 점이다.

효과가 떨어지는 약물에는 혈압 강하에 쓰이는 칼슘 길항제(아달라트 등), 벤조디아제핀 계열 수면제(할시온 등), 혈전 예방제인 와파린, 지질 강하제인 스타틴 등이 있다. 정기적으로 이와 같은 약물을 복용하는 사람은 주의가 필요하다.

5장

과학으로 밝혀진
'술과 질병'

음주량이 많아질수록
'대장암 확률'은 급상승

어드바이스 미조우에 데쓰야
국립국제의료연구센터 역학·예방연구부 부장

매일 술을 즐겨 마시는 애주가에게 '암'은 결코 가볍게 여길 수 없는 병이다.

암은 일본인 사망 원인 1위를 차지하고 있다. 평생 암에 걸릴 확률은 남성이 63%, 여성이 47%에 달한다. 그리고 알려진 대로 암을 일으키는 가장 큰 요인은 음주이며, 특히 후두암과 식도암에 직접적인 영향을 미친다.

필자의 지인 중에도 위스키 온더록스를 물처럼 마시다가 식도암에 걸린 사람이 있었다.

적색육과 가공육의 섭취가 대장암 발병률을 높인다

여러 가지 암 중에서도 중년의 직장인이 가장 걱정하는 것은 '대장암'이 아닐까 싶다. 국립암연구센터가 2016년 8월에 발표한 데이터에 따르면, 암 부위별 발병 수에서 대장암은 남녀 각각 2위, 남녀 통틀어 1위를 차지했다. 또한 여성 암 사망 원인 1위에 오르기도 했다(남성은 3위). 대장암은 한창 활동할 나이인 50대 이상 연령대부터 발병률이 높아진다고 한다.

50대인 필자로서도 은근히 긴장해야 하는 일이다. 그러고 보니 술 좋아하는 친구들로부터 '종합 검진에서 대장에 용종이 발견됐다', '대장암 초기로 진단받고 수술했다'라는 이야기가 심심찮게 들려온다. 유명인 중에도 대장암을 앓거나 오랜 투병 끝에 타계한 분들이 적지 않다.

필자는 그동안 고기와 지질 위주의 식생활이 대장암의 원인이라고 생각했다. 2015년 '적색육과 가공육의 섭취가 대장암 발병률을 높인다'라는 내용이 발표되면서 각종 매체에서도 대대적으로 다루었던 기억이 난다. 그런데 원인은 그뿐만이 아닌 것 같다.

사실은 음주가 대장암과 밀접한 관련이 있다는 것이다. 신빙성 있는 이야기일까. 음주는 대장암에 어떤 영향을 미치는 걸까. 국립국제의료연구센터 임상연구센터의 미조우에 데쓰야 씨에게 물어보았다.

먼저 대장암의 현재 상황이 궁금했다.

"예전에는 서양인에게 많은 병이라고 했는데, 최근에는 일본에서도 큰 문제가 되고 있습니다. 일본의 대장암 사망자는 연간 약 5만 명에 달하니까요."

역시 서구화된 식생활이 문제인 걸까?

"지적하신 대로 생활 습관의 변화 때문이라고 볼 수 있습니다. 일본 인은 장이 길어서 서구형 식사, 즉 적색육과 지질이 많은 식사를 하면 장에 안 좋은 영향을 미친다고 합니다. 적색육과 가공육의 위험성이 한동안 화제가 된 것은 잘 아실 거예요. 그런데 대장암의 발병 위험도 를 높이는 것은 그뿐만이 아닙니다. 잘 알려져 있지 않지만 음주도 주 요 원인 중 하나입니다."

국립암연구센터에서는 일본인의 암과 생활 습관의 인과관계를 평 가한다. 국내외의 최신 연구 결과를 토대로 전체 및 부위별 암 발병 위 험도를 평가해 '암 발병 위험도·예방 요인 평가 일람'을 작성해서 홈 페이지에 공개하고 있다.

그 내용을 보면, 대장암 발병 위험도를 높이는 요인 중에 '확실' 등 급을 받은 유일한 요인이 음주이다. 그 뒤를 잇는 '비만'은 '거의 확실' 등급을 받고 있다.

미조우에 씨 연구팀은 2008년 총 20만 명을 대상으로 한 5가지 코호트 연구 데이터를 분석해, 일본인의 음주와 대장암 발병 위험도를 평가한 뒤 전문지에 발표했다. 그 내용에 따르면, 남녀 모두 음주량이 많을수록 대장 전체, 결장, 직장에 암이 생길 확률이 높았으며, 특히 남성에게서 그러한 경향이 두드러졌다.

미조우에 씨의 분석 결과를 보면 남성은 순수 알코올로 환산한 1일 알코올 섭취량이 23~45.9g, 46~68.9g, 69~91.9g, 92g 이상인 그룹의 발병 위험도는 전혀 마시지 않는 그룹에 비해 각각 1.4배, 2.0배, 2.2배,

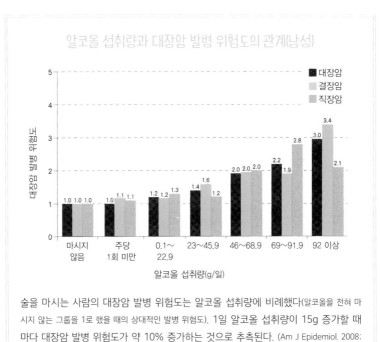

술을 마시는 사람의 대장암 발병 위험도는 알코올 섭취량에 비례했다(알코올을 전혀 마시지 않는 그룹을 1로 했을 때의 상대적인 발병 위험도). 1일 알코올 섭취량이 15g 증가할 때마다 대장암 발병 위험도가 약 10% 증가하는 것으로 추측된다. (Am J Epidemiol. 2008: 167:1397-1406)

3.0배로, 알코올 양에 비례해 높아지는 것을 알 수 있다. 여성은 1일 알코올 섭취량이 23g 이상인 그룹의 발병 위험도가 마시지 않는 그룹보다 1.6배 높았다.

솔직히 대장암에 미치는 음주의 영향이 이 정도로 확실하게 나올 줄은 몰랐다. 대장암을 걱정하는 애주가들은 걱정할 만한 데이터이다. 순수 알코올 23g은 사케 1홉 정도에 해당한다. 애주가에게는 결코 많은 양이 아니다.

대장은 크게 항문 근처의 직장과 그 위에서 급하게 꺾이며 위로 이어지는 결장(S상 결장)으로 나뉘는데, 이 부위의 암 발병 위험도가 모두 높은 것으로 나타났다.

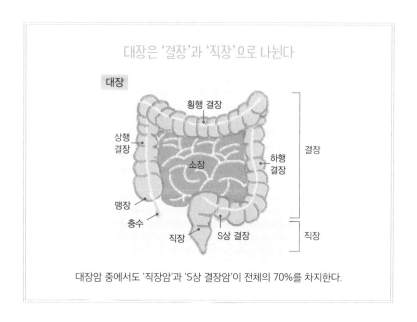

대장은 '결장'과 '직장'으로 나뉜다

대장

횡행 결장

상행 결장

소장

하행 결장

결장

맹장

충수

직장

S상 결장

직장

대장암 중에서도 '직장암'과 'S상 결장암'이 전체의 70%를 차지한다.

음주로 대장암을 유발하는 주범은 아세트알데히드?

미조우에 씨는 음주량과 대장암의 관계를 일본인과 서양인으로 나누어서 분석했다. 그 결과 일본인은 주량이 증가할수록 발병률이 극단적으로 높아졌으나, 서양인은 완만하게 높아지는 것을 알 수 있었다.

역시 일본인의 알코올 내성이 약해서일까?

"아시다시피 일본인은 인종 특성상 알코올에 약한 사람이 많습니다. 알코올 내성이 강한 서양인은 1일 2홉 미만 정도로는 대장암 발병 위험도가 상승하지 않는 데 비해 일본인은 1.4~1.8배나 상승합니다."

'인종의 차이'라고밖에는 설명할 길이 없다……. 일본인으로서는 매우 유감스러운 데이터이다. 그렇다면 대체 대장암은 어떤 메커니즘으로 발생하는 걸까?

미조우에 씨는 음주와 대장암의 상관관계는 아직 뚜렷하게 밝혀지지 않았다고 말한다.

"첫 번째로 생각해볼 수 있는 요인은 아세트알데히드에 의한 독성입니다. 실험 결과 알코올 대사 물질인 아세트알데히드에서 발암성이 확인됐습니다. 매일 습관적으로 과음하는 분, 그리고 알코올을 마셨을 때 얼굴이 붉어지는 분은 아세트알데히드의 독성에 노출되는 시간이 길기 때문에 발병 위험도가 높을 가능성이 있습니다.

그러나 알코올의 대사에 관여하는 유전자형과 대장암의 관련성을 조사한 최근 연구에서는 결정적인 관련성을 찾지 못했습니다. 따라서 유전보다는 장내 세균으로 인해 알코올에서 생성된 아세트알데히드가 엽산의 흡수와 작용을 방해해서 대장암 발병 위험도를 높인다는 설이 더 설득력을 얻고 있습니다."

섬유질의 식사와 안주로 대장암을 예방한다

"엽산은 비타민B군의 일종이며 잎채소에 많고, 세포의 합성과 복원에 깊이 관여하는 중요한 영양소입니다. 유전 정보가 들어 있는 DNA(유전자)의 합성에 없어서는 안 될 성분이죠. 그런데 아까 말씀드린 대로 아세트알데히드는 장내의 엽산 흡수를 방해합니다. 그 결과 세포의 합성과 복원이 어려워지면서 대장암 발생 초기 단계인 유전자 손상이 일어나는 게 아닌가 싶습니다."

메커니즘은 명확하지 않지만 엽산이 암 예방에 좋다는 것만은 확실한 것 같다. 엽산의 등장으로 왠지 한 줄기 희망이 보이는 기분이다. 그럼 술을 끊지 않아도 엽산만 꾸준히 섭취하면 대장암을 예방할 수 있는 걸까?

"아쉽게도 엽산을 많이 먹는다고 대장암 발병 위험도가 낮아진다고 단언하기는 어렵습니다. 담배라는 명확한 요인이 있는 폐암과 달리 대장암은 여러 가지 요인이 굉장히 복잡하게 얽혀 있기 때문이죠. 하지만 엽산이 결핍되지 않도록 적극적으로 관련 식품을 섭취하는 것은 좋

습니다. 엽산은 브로콜리와 시금치, 소송채(小松菜) 같은 초록색 채소와
감귤 계열 과일에 많습니다. 가급적이면 보조제에 의존하지 말고 식물
로 섭취할 것을 권장합니다."

마지막으로 대장암 예방법을 물어보았다.

미조우에 씨는 우선 주량을 지적했다. "조금 전 그래프에도 있듯이
주량이 많을수록 대장암 발병 위험도가 높아집니다. 주량은 순수 알코
올로 환산해서 23.45~45.9g 미만(사케 1~2홉 정도)으로 제한하는 것이 가
장 좋습니다."

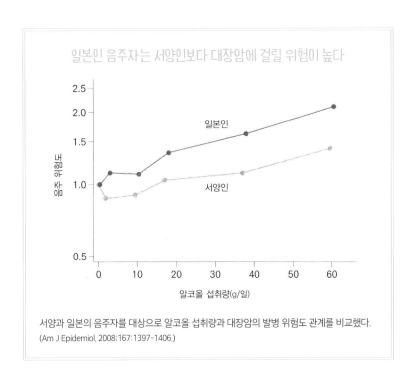

서양과 일본의 음주자를 대상으로 알코올 섭취량과 대장암의 발병 위험도 관계를 비교했다.
(Am J Epidemiol. 2008;167:1397-1406.)

역시 '절주'만이 암의 공포로부터 벗어날 수 있는 해법인가? 또한 식사할 때 섬유질을 적극적으로 섭취하라고 강조한다.

"곡물 섬유질을 충분히 섭취하는 게 좋습니다. 옛날에는 우엉을 비롯한 채소의 섬유질을 권장했는데, 최신 연구에 따르면 쌀, 보리 등 곡류에 함유된 섬유가 더 효과적입니다. 백미에 잡곡을 섞어 드시면 좋겠죠. 그 밖에 우유처럼 칼슘이 풍부한 식품도 도움이 됩니다."

현미와 보리는 평소 주식으로 먹는 사람도 많을 것이다. 누구나 어렵지 않게 실천할 수 있는 재료라서 다행이다.

아울러 미조우에 씨는 비만의 위험성을 경고한다. "BMI가 25를 넘지 않도록 주의하세요. 일주일에 150분 정도는 꾸준히 운동하는 것이 좋습니다."

비만은 암을 비롯한 만병의 근원이며, 특히 대사증후군 환자는 더욱 주의해야 한다. 미조우에 씨가 추천하는 운동 시간을 하루 단위로 환산하면 20분 정도이다. 대중교통을 이용할 때 한 정거장 미리 내려서 걷거나 승강기 대신 계단을 이용하는 식으로 쉽게 실천할 수 있을 것이다.

대장암은 과거에 비해 확실히 증가하고 있어서 걱정하는 사람이 많다. 그러나 미조우에 씨는 '일찍 발견하면 완치 확률이 높은 암'이라고 강조한다.

"조기 발견이 매우 중요합니다. 40세 이후에는 1년에 한 번씩 꼭 대장암 검사를 받으세요."

너무 무서워하지는 말고 정기적으로 대장암 검사를 받으면서 식생활에 신경 쓰면 오래오래 술과 잘 지낼 수 있다는 충고로 받아들이면 되겠다.

애주가들에게 위험한
알코올성 췌장염

어드바이스 시미즈 교코
도쿄여자의과대학 소화기내과 교수

췌장은 소화 효소와 인슐린을 분비하는 중요한 장기

애주가들이 몸에서 가장 신경 쓰는 부위는 부지런히 알코올을 분해해주는 간이 아닐까 싶다.

아마 건강 검진에서 혈액 검사를 받으면 가장 먼저 체크하는 것이 '감마-GTP', 'ALT' 등의 간 기능 수치일 것이다.

휴간일은 말 그대로 간을 배려하기 위해 만든 날이다. 간 건강만 잘 지키면 된다고 믿을지 모르지만, 사실 그보다 더 조심해야 할 장기가 있다. 바로 '췌장'이다. 간과 함께 '침묵의 장기'라고 불리는 췌장은 소화에 중요한 역할을 담당하는 기관이다.

　도쿄여자의과대학 소화기내과 시미즈 교코 씨에게 알코올과 췌장의 관계에 대해 물어보았다.

　"췌장의 기능은 크게 두 가지로 나뉩니다. 첫째, 단백질, 지질, 당질의 소화 효소를 분비하는 '외분비 기능', 둘째, 혈당 조절 호르몬인 인슐린과 글루카곤을 분비하는 '내분비 기능'입니다."

　'인슐린'은 요즘 유행하는 저탄수화물 다이어트의 키워드로서 귀에 익은 독자도 많을 것이다. 대사증후군 등에서 비롯되는 2형 당뇨병 환자가 혈당 조절을 위해 직접 주사하는 성분이기도 하다.

　췌장은 다른 장기에 비해 다소 생소하지만 간이나 위 못지않게 중요한 역할을 담당하는 소화 기관이다.

췌장에 지속적으로 염증이 생기는 만성 췌장염

　알코올과 췌장의 관계에서 특히 애주가들과 관련이 깊은 것은 '췌장염'이다.

　시미즈 씨는 "췌장염은 말 그대로 췌장에 염증이 생긴 것을 말합니다. 급성은 상복부와 등에 극심한 통증이 생기며 구역질 같은 증상을 동반합니다"라고 설명한다.

　"염증은 급성과 만성으로 나뉘는데 급성은 증상이 가라앉는다고 해서 완치된 것이 아닙니다. 알코올성 급성 췌장염에 걸리는 사람은 오랜 습관성 음주로 대부분 만성 췌장염이 있습니다. 그러한 상태에서 송년회 등 과음하는 날들이 계속되면 이것이 발단이 되어 '급성' 췌장염이 오는 거죠. 즉, 증상이 나타난 시점에서 이미 만성 췌장염이 있는 경우가 대부분입니다."

급성도 정도가 심하면 여러 장기에 문제가 생기는 '다장기 부전'에 이를 수 있다. 이 같은 증상이 일어나는 이유는 무엇일까?

"췌장염은 '트립신'이라는 단백질 분해 효소로 이루어진 췌장액이 분비 장애를 일으키면서 생깁니다. 원래 트립신은 비활성형 상태로 십이지장에 도달해, 소장에서 분비되는 엔테로키나아제라는 효소와 합성된 후 비로소 활성화되어 음식물을 소화시킵니다. 그러나 알코올 등의 원인으로 트립신이 췌장 내에서 활성화되어 췌장을 '자기 소화' 해

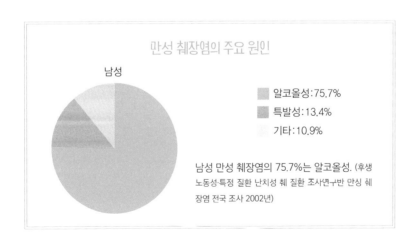

만성 췌장염의 주요 원인

남성

■ 알코올성: 75.7%
■ 특발성: 13.4%
□ 기타: 10.9%

남성 만성 췌장염의 75.7%는 알코올성. (후생노동성·특정 질환 난치성 췌 질환 조사연구반 만성 췌장염 전국 조사 2002년)

버리면 췌장염이 되는 것입니다. 중증 급성 췌장염은 췌장이 광범위하게 괴사하면서 대량의 활성 물질이 전신으로 방출, 다장기 부전을 초래해 사망에 이르는 경우도 있습니다. 췌장에 지속적으로 염증이 생기는 만성 췌장염은 수년에 걸쳐 정상 조직이 조금씩 파괴되다가 결국 섬유화(위축)가 되면서 소화 흡수 장애를 일으키게 됩니다. 또한 내분비 기능이 저하되면 당뇨병에 걸릴 가능성이 높아집니다.”

에탄올이 쌓일수록 췌장염의 발병 위험도를 높인다

후생노동성의 특정 질환 난치성 췌 질환 조사연구반에 따르면, 췌장염의 주요 원인은 알코올이었으며, 그 비율은 남녀 통틀어 67.5%, 특히 남성은 75.7%로 매우 높게 나타났다. 기타 원인으로는 담석, 원인을 특정할 수 없는 경우 등도 있으나 알코올에 비하면 미미한 수준이다. 비교적 젊은 나이에 췌장염을 앓는 사람들은 대체로 ‘어마어마한 주당’이라는 공통점이 있다. 매일 술잔을 기울이는 애주가들에게 췌장염은 먼 이야기가 아니라는 것을 알 수 있다.

“술에 의한 손상은 양조주, 증류주 등의 주종이 아니라 그동안 마신 ‘에탄올의 축적’과 관계가 깊습니다. 순수 알코올 80g(여성은 남성의 60%)을 약 10년 동안 지속적으로 마시면 발병 위험도가 상승합니다. 30, 40대의 췌장염 발병률이 높은 것도 그 때문이라고 볼 수 있죠. 최근에는 췌장염에 관여하는 유전자도 주목받고 있습니다. 이 유전자들이 변이를 일으키면 췌장염에 걸릴 가능성이 높아지는 만큼 음주량뿐 아니라 체질적인 문제도 고려해야 합니다.”

순수 알코올 80g은 사케 4홉, 맥주 4병 정도에 해당한다. 술이 센 사람에게는 간에 기별도 안 가는 양이다.

애주가들에게 무엇보다 가장 중요한 것은 생활 습관과 주량을 재검토하는 일이다.

“과음하는 습관을 버리고 적당량(순수 알코올 환산으로 20g)을 지키는 것이 기본입니다. 흡연도 췌장염과 폐암에 좋을 게 없기 때문에 금연하는 게 좋겠죠. 또한 불규칙적인 생활을 개선하고 스트레스 해소에 힘써야 합니다. 췌장에 부담되지 않을 정도로 적당히 운동하고 비만에 주의하세요. 아울러 고지방 식단을 멀리하고 조림과 생선구이 같은 전통 식단을 중심으로 음식을 섭취하는 것이 좋습니다.”

보통 사람들에게는 마음먹기 쉬운 일인지 몰라도 애주가에게는 술이 들어가는 순간 ‘적당량’이라는 세 글자가 기억 저편으로 사라지기 십상이다. 그런데 췌장염에 의한 손상을 얕보면 안 된다.

췌장 질환은 현대 의학으로도 조기 발견이 어렵다

일단 췌장염이 발병하면 췌장의 기능을 원상태로 복구하기가 굉장히 어렵기 때문이라고 한다. 게다가 췌장염이 심해지면 현대 의학으로는 조기 발견과 치료가 어려운 췌장암에 걸릴 가능성도 높아진다고 한다.

왜 췌장 질환은 현대 의학으로 조기에 발견하기가 어려울까?

"췌장은 위 뒤쪽에 있기 때문에, 복통이 생기면 위가 안 좋다고 착각해서 발견이 늦어지는 경우가 많습니다. 또한 위나 대장처럼 내시경 검사로 병변 부위를 직접 볼 수 없다는 이유도 있죠.

마찬가지로 직접 확인하기 어려운 폐 등의 장기는 나선형 CT 같은 첨단 의료 기기가 발달한 덕분에 꽤 정밀한 검사가 가능합니다. 그에 비해 췌장 검사는 종합 건강 진단이나 직장 건강 검진에서도 기껏해야 채혈해서 '아밀라아제' 수치를 확인하는 데 그치죠. 복부 초음파 검사로도 잘 안 보이는 부위이기 때문에, 췌장 질환이 의심되면 조영 CT나 MRI 등 더욱 자세한 검사를 받는 게 낫습니다. 췌장은 '침묵의 장기'라는 말처럼 병이 깊어지고 나서야 증상이 나타나기 때문에 주의를 게을리하기 쉽습니다."

췌장염이 일단 발병하면 주량을 줄인다고 해결될 문제가 아니다. 시미즈 씨는 "전문의 입장에서는 '평생 금주'를 선고할 수밖에 없습니다"라고 단호한 표정으로 말한다.

애주가들은 현대 의학으로는 고치기 어렵다는 췌장암까지 걱정하며 살아야 하는 것이다. 실제로 만성 췌장염 환자들의 '표준화 사망비(일반 집단과의 사망 비율)'를 보면 췌장암 사망률이 7.84로 가장 높았다.

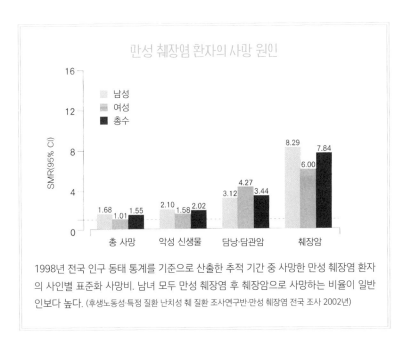

만성 췌장염 환자의 사망 원인

1998년 전국 인구 동태 통계를 기준으로 산출한 추적 기간 중 사망한 만성 췌장염 환자의 사인별 표준화 사망비. 남녀 모두 만성 췌장염 후 췌장암으로 사망하는 비율이 일반인보다 높다. (후생노동성·특정 질환 난치성 췌 질환 조사연구반·만성 췌장염 전국 조사 2002년)

간과 달리 재생 기능이 없는 췌장은 건강할 때 잘 지키는 수밖에 없다. 주당에게 술의 유혹을 참는 것은 고문과 마찬가지일 것이다. 하지만 금주와 절주 중 하나를 고르라면 당신은 어느 쪽을 선택하겠는가?

가늘고 길게, 술과 잘 지내고 싶다면 평소에 절주를 생활화하면서 췌장을 잘 관리해야 할 것이다.

여성의 음주가
유방암 발병률을 높인다

어드바이스 나카무라 세이고
쇼와대학 의학부 유선외과 교수

알코올은 폐경 전후 유방암을 일으키는 확실한 원인

유방암은 유선에 생기는 암이며, 70~80%는 여성호르몬(에스트로겐)의 자극 때문에 발병한다. 요즘 초경은 일찍 시작되고 폐경은 점점 늦어지는 추세이다 보니 에스트로겐에 노출되는 시간이 길어지고, 그 결과 유방암 발병률이 증가하는 것이다.

실제로 1980년과 2003년의 데이터를 비교해보면 유방암 발병률이 증가한 것을 확인할 수 있다. 2015년의 유방암 환자는 총 8만 9,000명으로, 1980년대의 4배에 달한다. 유방암은 더 이상 희소한 병이 아니다. 그리고 무섭게도 유방암은 음주와 깊은 관계가 있다고 한다.

몇몇 여성 지인에게 유방암과 음주의 관계에 대해 이야기해봤는데 대부분 처음 듣는다는 듯한 표정이었다. 그렇다면 요즘 시대의 여성들은 이러한 위험도 모른 채 술을 마시고 있는 걸까.

여러 가지 궁금증에 대해 일본유방암학회 이사장이자 쇼와대학 의학부 교수인 나카무라 세이고 씨에게 물어보았다.

"알코올은 유방암 발병 위험도를 높입니다. 술을 마시는 사람과 안 마시는 사람으로 나누어 몇 가지 사례 대조 연구를 했는데, 모두 술을 마시는 사람의 위험도가 더 높았습니다. 또한 음주량이 많을수록 유방암 발병 위험도가 '확실'하게 높아진다고 합니다."

나카무라 씨는 확신에 찬 어조로 말했다. 술을 마실수록 유방암에 걸릴 가능성이 높다니, 술을 좋아하는 여성에게는 하늘이 무너지는 이야기이다.

세계적인 권위의 세계암연구기금(WCRF: World Cancer Research Fund)과 미국암연구협회(AICR: American Institute for Cancer Research)에 의한 근거 등급(Evidence Grade)에서도 '거의 확실' 등급을 받고 있다. 참고로 근거 등급은 '확실', '거의 확실', '가능성 있음', '근거 불충분', '큰 관련 없음'으로 나뉜다. 알코올이 유방암에 미치는 영향은 무시할 수 없는 수준인 것만은 확실한 것 같다.

"WCRF의 2007년 보고서에도 '알코올음료는 폐경 전후 유방암을 일으키는 확실한 원인'이라고 발표됐습니다. 위험도가 증가하는 정도는 6~10%로 결코 높지는 않지만, 알코올이 유방암 발병 위험도를 높이는 것은 틀림없죠."

국립암연구센터가 일본 각지의 40~69세 여성 5만여 명을 대상으로 13년간 진행한 다목적 코호트 연구 결과에서도 '알코올 섭취량이 많을수록 유방암에 걸리기 쉽다'라는 결과가 나왔다. 특히 일주일에 알코올 환산으로 150g 이상을 마시는 그룹은 마시지 않는 그룹에 비해 유방암 발병률이 1.75배나 높았다.

술이 약한 사람은 유방암 발병 위험도가 더 높아진다?

흠, 국내외의 연구에서 위험성이 지적된 것을 보니 더욱 기가 죽는다. 그럼 도대체 알코올의 어떤 성분이 유방암 발병률을 높이는 걸까?

"알코올과, 알코올이 분해될 때 생성되는 아세트알데히드의 발암성, 알코올 대사로 인한 산화, 스트레스, 성 호르몬 레벨 증가, 엽산(DNA 합성·복원에 필요) 결핍 등 다양한 요인이 있습니다. 단, 아직까지 명확한 이유가 밝혀지진 않았습니다. 코호트 연구에 의하면 알코올 양이 증가할수록 유방암 발병 위험도가 분명하게 높아졌지만 정확한 양까지 확정하지는 못했습니다."

역시 현시점에서는 정확한 인과관계가 밝혀지지 않은 듯하다. 그러나 주량이 늘수록 발병 위험이 높다고 하니 음주량을 제한하는 것 외에는 방법이 없다. 주량은 어느 정도가 적당할까.

나카무라 씨는 "어디까지나 참고 기준입니다. 사케는 1일 1홉 이내, 맥주는 1병, 와인은 2잔 정도가 적당합니다. 명확한 근거가 있는 데이터는 아니지만요. 방금 전 말씀드렸듯이 주량이 늘어날수록 위험도가 높아지므로 과음은 하지 않는 게 좋습니다"라고 말한다.

그렇다면 소위 '술의 세기', 즉 알코올에 대한 내성이 발병에 미치는 영향은 없을까.

"이것 역시 명확한 메커니즘이 밝혀지지 않았습니다. 다만 추측하자면 아세트알데히드가 발병 원인의 하나인 만큼 알코올 분해 능력이 낮은, 즉 술이 약한 사람은 발병 위험도가 높아질 가능성이 있습니다."

이러한 측면에서도 술이 약한 사람에게 술을 강요해서는 안 된다.

현재 유방암의 가장 위험한 요인은 '비만'과 '운동 부족'

여성 애주가로서 안타깝기 짝이 없지만 유방암을 예방하려면 술을 끊는 게 낫지 않을까? 다만 술이 유방암에 얼마나 위험한지 정확히 알고 싶다. 만약 술을 끊어도 더 큰 위험을 간과한다면 절주와 단주의 의미가 없다. 실제로 음주는 얼마나 위험한 걸까.

나카무라 씨에게 "역시 여성은 술을 끊는 게 좋을까요?"라고 물었더니 다소 안심이 되는 한마디가 돌아왔다.

"알코올이 유방암 위험을 높이는 것은 확실하지만 너무 걱정할 필요는 없습니다. 현재 유방암에 가장 위험한 요인으로 꼽히는 것은 '비만'과 '운동 부족'입니다. 알코올은 이 두 가지보다는 덜 위험한 거죠. 해외에서는 음주를 확실한 위험 요인으로 간주하지만, 일본에서는 '데이터 불충분'으로 평가합니다. 그렇다고 너무 마음 놓고 과음하면 안 됩니다."

어둠 속에서 순간 빛을 발견했는데, '비만'이라는 말을 들으니 다시 기가 죽는다. 술에는 안주가 필연적으로 따라붙기에, 애주가에게 비만은 쉽게 해결하기 힘든 심각한 문제이다.

"비만은 유방암과 깊은 관련이 있고, 특히 폐경 후에는 더 큰 영향을 미칩니다. 폐경이 오면 난소 기능 저하로 에스트로겐이 감소하기 때문에 유방암에 걸릴 가능성이 낮아질 거라고 생각하기 쉽습니다. 하지만 비만이 되면 이야기가 다릅니다. 유선의 지방 조직에 존재하는 방향화 효소 때문이죠. 방향화 효소는 콜레스테롤에서 생성되는 안드로겐(남성호르몬의 일종)을 에스트로겐으로 변환하는데, 비만일수록 작용이 더욱 활성화됩니다. 즉, 유선 조직 안에 에스트로겐이 쉽게 생기는 거죠. 이것이 폐경 후 유방암 발병률이 높아지는 가장 큰 요인입니다."

지방이 폐경 후에는 에스트로겐의 주요 공급원이 된다니! 주위의 애주가들은 아무리 좋게 봐줘도 날씬하다고 할 수 없는 체형이고, 비만으로 인한 통풍이나 당뇨병 때문에 약을 먹는 사람도 적지 않다. WCRF/AICR의 근거 등급에서도 폐경 후의 비만은 유방암 발병 위험도의 요인으로서 '확실' 등급을 받았다고 한다.

적당한 운동은 유방암 발병률을 낮추는 훌륭한 예방책

나카무라 씨는 '서구화된 식생활도 유방암 발병률을 증가시키는 원인 중 하나'라고 지적한다. 농림수산성의 '식품수급표'에 따르면 2004년에는 쌀로 섭취하는 칼로리가 하루 식사의 4분의 1 이하인 반면, 축산물 유지류 섭취량은 1960년에 비해 4배 이상이고 섭취 칼로리도 300kcal나 증가했다. 술안주는 거의 기름기가 있는 고칼로리 음식이므로 주량뿐 아니라 안주에도 주의해야 한다.

세간에는 콩의 이소플라본 성분이 유방암 재발 가능성을 낮춘다더라, 치즈 같은 유제품을 많이 먹으면 유방암에 걸린다더라 등의 소문이 있다. 모두 근거가 있는 이야기일까?

"콩은 유방암을 예방할 가능성이 높다는 보고가 있기 때문에 섭취해서 나쁠 것은 없습니다만 많이 먹는다고 발병 위험도가 대폭 낮아지는 것은 아닙니다. 이소플라본이 좋다는 말을 듣고 보조제로 섭취하려는 분들이 있는데 의사 입장에서는 권하지 않습니다. 그리고 유제품에 대해서는 찬반양론이 있고 아직 증거가 불충분한 상태입니다."

역시 음식을 통해 유방암을 예방하려는 생각은 버리는 것이 나을 것 같다.

나카무라 씨는 유방암 예방책의 하나로서 '운동'을 추천한다. "다이어트라고 할 수도 있겠습니다만 운동은 유방암 발병률을 낮추는 훌륭한 예방책입니다."

　폐경 여부에 관계없이 운동은 체중 유지와 비만 예방에 도움이 된다. 성인병 예방 효과도 있는 만큼 당장 운동을 시작해야겠다고 다짐했다.

　알코올을 지나치게 걱정할 필요가 없다고 했지만 유방암에 영향을 미치는 것은 사실이다. 발병 위험도를 낮추려면 '비만을 예방하고' '적당히 운동'하는 것이 중요하다. 그러고 보니 '음주량 제한', '과식 방지', '규칙적인 운동'은 대사증후군 예방 대책이기도 하다. 유방암도 예방하고 건강도 지킬 수 있도록 오늘부터 당장 실천해보면 어떨까?

술이 남성호르몬을
감퇴시키는 주범?

어드바이스 호리에 시게오
준텐도대학대학원 의학연구과 교수

테스토스테론은 20대에 정점을 찍은 후 분비량이 감소

여성이 여성호르몬에 신경 쓰듯, 남성도 남성호르몬에 좋은 게 있다고 하면 눈이 반짝반짝 빛난다.

어쩌면, 아니 확실히 남성들은 호르몬에 더 민감하다. 남성호르몬은 곧 남자의 상징이다. 남자는 나이에 관계없이 늘 자신이 '수컷'임을 과시하고 싶어 한다. 그것이 인간과 동물을 가리지 않고 수컷이 타고나는 본성임을 어쩌랴.

남성호르몬에 대해 논할 때 가장 먼저 떠오르는 것은 테스토스테론이다. 테스토스테론은 남성뿐 아니라 여성에게도 존재하는 호르몬이다. 따라서 '남성호르몬'이라고 단정적으로 표현하는 것은 옳지 않다. 남성의 테스토스테론은 고환에서 95%, 나머지는 부신에서 만들어진다(여성도 난소, 부신에서 생성된다).

테스토스테론은 근육 증대, 골격 형성 등에 기여하며, 20대에 정점을 찍고 서서히 분비량이 감소한다. 테스토스테론의 감소를 발기 장애, 성욕 감퇴 등 남성의 성기능 쪽으로만 생각하는 경향이 있는데 사실 그게 전부는 아니다. 테스토스테론은 남녀가 사회에서 자신을 어필하고 인정받는 데 반드시 필요한 '사회적 영향력과 직결되는 호르몬'이기도 하다.

실제로 우울증을 진단할 때 테스토스테론 수치를 검사할 때가 있다. 소위 '남성 갱년기'라 일컫는 'LOH증후군'(후기발현 남성 성선기능저하증)에 의한 우울증도 테스토스테론 수치를 보고 치료법을 정한다. 남성뿐 아니라 여성에게도 활력 있는 삶을 영위하는 데 반드시 필요한 호르몬이다.

한편 애주가에게는 반갑지 않은 정보가 인터넷에 떠돌고 있다. '알코올이 테스토스테론 수치를 떨어뜨린다'라는 내용이다. 애주가라면 민감하게 받아들일 만한 이 정보는 과연 근거가 있는 것일까?

준텐도대학대학원 의학연구과 교수이자 일본멘즈헬스(Men's Health) 의학회 이사장인 호리에 시게오 씨에게 물어보았다.

적당한 음주는 테스토스테론 수치를 높이는 작용

"정상 범위의 음주는 테스토스테론 수치 감소에 직접적인 영향을 미치지 않습니다. 오히려 적당한 술은 남녀 모두 테스토스테론 수치를 높이는 작용이 있죠. 과음은 다소 영향을 미치지만 적당히 마신다면 걱정하지 않아도 됩니다. 그리고 음주 전에 운동을 한 상태라면 다소 많이 마셔도 오히려 테스토스테론 분비가 활발해지고 건강해집니다."

애주가들의 건강 걱정을 덜어주는 복음(?)과 같은 이야기이다. 그런데 꼭 명심해야 할 주의 사항이 있단다.

"다만 맥주는 위험합니다. 처음 한 잔 정도면 몰라도 시종일관 맥주만 많이 마시는 분들은 주의해야 합니다. 맥주의 원료인 홉에는 여성 호르몬과 비슷한 작용을 하는 나린게닌이라는 물질이 있어서 테스토스테론 분비를 방해하기 때문이죠."

맥주를 얼마나 마시면 그러한 영향이 나타날까.

"저녁에 큰 캔으로 맥주 3캔 이상 마시면 그럴 가능성이 있습니다."

하지만 호리에 씨는 너무 예민하게 생각할 필요는 없다고 한다.

"만약 걱정되면 와인, 사케, 소주 등 다른 술을 번갈아 가며 마시면 되겠죠."

적당한 음주는 테스토스테론에 아무 영향 없다는 사실에 안심한 사람이 많을 것이다. 그러나 역시 지나친 음주는 위험하다.

호리에 씨는 "무슨 술이든 습관적인 과음은 테스토스테론 감소를 부추기는 요인이 되므로 조심해야 합니다"라고 강조한다.

"술에 들어 있는 에탄올이 장기간 지속적으로 정소를 자극하면 테스토스테론을 만드는 세포가 손상됩니다. 고환은 테스토스테론이 생성되는 중요한 장소이므로 과음은 테스토스테론에 좋을 게 없습니다. 또한 세포의 에너지 밸런스에 필요한 니코틴아미드 아데닌 디뉴클레오티드라는 비타민의 양이 에탄올 대사 물질 때문에 간과 정소에서 줄어듭니다. 이것이 과음으로 간이 나빠지는 이유 중 하나라고 합니다."

조금 벗어난 이야기지만 과음은 정자에도 좋지 않은 영향을 미칠 수 있다고 한다. 과음하면 정자도 취한다는 것이다. 게다가 태아에게까지 영향을 미칠 가능성도 있다고 한다. 역시 무슨 일이든 지나치면 부족한 것만 못한 법이다.

비만이 테스토스테론을 감소시키는 더 큰 요인이다

호리에 씨는 알코올보다는 '살찌는 것', 즉 비만이 테스토스테론을 감소시키는 더 큰 요인이라고 말한다.

"지속적인 알코올 섭취로 내장 지방이 증가하면서 체중도 함께 증가할 위험이 있습니다. 그러면 테스토스테론과 근육량이 감소하고 '대사증후군'에 빠지는 악순환이 일어나게 되죠."

45세 이상의 남성 1,849명을 대상으로 한 뉴욕주립대학의 조사에서는 BMI(체질량지수)가 증가할수록 테스토스테론 수치가 낮아지는 결과가 나왔다. 비만 남성은 실제로 테스토스테론 수치가 낮았던 것이다.

또 테스토스테론 수치가 낮은 사람은 쉽게 살이 찌고 당뇨병에 걸릴 가능성이 높다. 테스토스테론 감소는 대사증후군으로 가는 지름길이라는 뜻이다.

또 하나 주의해야 할 것은 '자기 전에 마시는 술'이다.

"수면 시간이 짧은 사람은 테스토스테론 수치가 낮다는 연구 결과도 있습니다. 알코올에는 각성 효과가 있어서 수면의 질을 떨어뜨립니다. 또한 알코올의 항이뇨 호르몬 억제 효과 때문에 자다가 자꾸 화장실을 가게 됩니다. 자연히 수면 시간이 줄어들겠죠."

수면 효과를 노리고 마시는 술이 오히려 숙면을 방해하고 테스토스테론을 감소시킨다고 한다. 자기 전에는 음주를 삼가고 질 좋은 수면을 위해 노력하자.

술을 즐기면서 마시면 테스토스테론 분비에 효과

끝으로 '테스토스테론 감소를 예방하는' 올바른 음주법에 대해 물어보았다. 지나친 음주와 맥주만 마시는 버릇이 안 좋다고 했는데, 그렇다면 주량 기준으로는 어느 정도가 적당할까.

"처음에 말씀드렸듯이 과음만 아니면 테스토스테론 감소에 직접적인 영향을 미치지 않으므로 걱정할 필요 없습니다. '순수 알코올 환산으로 20g 정도(사케 1홉)'를 기준으로 생각하면 됩니다. 마시고 싶은 욕구를 억지로 참으면 스트레스를 받게 되죠. 이것이 오히려 테스토스테론을 감소시킬 수 있습니다. 적당히 즐겁게 마시면서 스트레스를 해소하는 게 테스토스테론 분비에는 더 이롭습니다."

역시나, 술을 적당히 즐기면서 스트레스를 해소하면 남성호르몬에도 긍정적으로 작용하는 것이다. 호리에 씨의 말에서 가장 중요한 부분은 '즐겁게' 마셔야 한다는 부분이다. 이해관계가 얽힌 딱딱한 술자리나 일대일로 진지하게 마시는 술은 오히려 스트레스가 되기도 한다. 마음 편한 상대와 재미있고 즐겁게 마시는 술이 제일이다.

"남성끼리 마셔도 테스토스테론은 분비됩니다. 그런데 여성이 한 명이라도 섞여 있으면 더욱 분위기가 살아나고 분비가 활발해지겠죠."

술자리에서는 긴장 없이 느긋하게 마실 수 있는 관계가 최고인 만큼 술 상대도 중요하다. 단, 너무 흥이 넘쳐 과음하는 일은 없어야 한다.

여기에 한 가지 더 보태고 싶은 습관이 있다면 바로 운동이다. 운동으로 근육에 자극을 주면 테스토스테론 수치가 높아진다는 연구 결과가 있으며, 유산소 운동, 근력 운동도 효과가 있다고 한다. 테스토스테론 감소의 직접적 원인인 비만을 방지하기 위해서라도 운동을 하면서 부지런히 몸을 움직이자.

그 밖에 호리에 씨의 저서《성공한 남자는 왜 호르몬 수치가 높은가》에서는 '느긋하게 산다', '큰 소리로 웃는다', '긴장을 푼다' 등 여유

로운 마음가짐을 강조한다. 마음 편한 친구와 적당히 마시며 즐겁게
스트레스를 해소하는 것이 테스토스테론 수치의 감소를 늦추는 비책
인지도 모르겠다.

여성의 건강에
음주가 미치는 영향

어드바이스 요시노 가즈에
요시노여성진료소 원장

여성이 알코올과 관련해 조심해야 할 점은 무엇?

'아아, 강철 같던 나의 간은 어디에.'

나이를 먹을수록 술이 약해지는 것을 느낀다.

20대 시절, 내가 마시는 술의 단위는 잔이 아니라 병이었다. 무슨 술이든 병 단위로 마셨고, 도중에 남기는 법이 없었다. 와인은 레드, 화이트 가리지 않고 섭렵했으며, 마무리는 언제나 위스키인 음주 습관이 이어졌다.

당시 주간지 기자로 일하던 필자는 동이 틀 때까지 술을 마시고 귀가해 선잠을 잔 후, 취재에 나서 사람을 만나러 다니는 일이 다반사였다. 취재 후에는 다시 아침까지 정해진 코스를 반복했다. 그때는 '숙취'를 모르고 살았다. 그렇게 마셔도 감마-GTP 수치에 아무 이상이 없는 '강철 같은 간'을 갖고 있었다.

하지만 40대가 되자 과음한 다음 날 숙취가 생기기 시작했다. 게다가 '제2의 사춘기'라는 갱년기에 접어들자마자 과음 자체가 불가능해져 왠지 비참한 기분이 들면서 의기소침해졌다(그래도 보통 여성보다는 셀지도 모르지만).

필자만의 이야기는 아니어서 갱년기를 맞이한 또래 지인들도 술이 약해졌다며 한탄한다. 개인차는 있겠지만 여성의 갱년기는 생활 스타일과 음주 습관을 바꿔야 하는 중요한 시기라는 것을 새삼 느끼는 요즘이다.

또한 여성의 음주는 유방암 발병 위험도를 높인다는 것도 밝혀졌다. 아직 정확한 인과관계는 증명하지 못했지만, 술을 많이 마실수록 발병 위험도가 높아지는 것은 확실하다.

여성이 알코올과 관련해 특히 조심해야 할 점은 무엇일까. 아니, 애초에 여성이 남성과 똑같이 마셔도 괜찮은 걸까……. 이 부분에 대해 한 번쯤 정리할 필요가 있을 것이다.

갱년기장애와 여성호르몬에 정통한 '요시노여성진료소'의 요시노 가즈에 씨에게 물어보았다.

왜 알코올 허용량에 남녀의 차이가 있을까.

"여성 중에도 저처럼 덩치 큰 사람이 있듯이 사람마다 체형이 다르기 때문입니다. 일반적으로 여성은 남성보다 몸집이 작아서 간이 작고 알코올에 약한 편입니다. 국립병원기구 구리하마의료센터의 보고에 따르면, 1시간에 대사할 수 있는 알코올의 양, 즉 알코올의 대사 속도 역시 평균적으로 남성에 비해 떨어진다는 결과가 나왔습니다.

또한 혈액 순환량도 남성보다 적습니다. 이 말은 같은 양의 알코올을 마셔도 남성보다 혈중 알코올 농도가 더 높아지는 것을 뜻합니다. 여성은 알코올이 몸에 오랫동안 머물기 때문에 알코올의 영향을 많이 받습니다.

물론 알코올에 대한 내성은 유전적 요소로 결정되는 '알코올 분해 효소의 양'과 밀접한 관계가 있습니다. 하이시 씨처럼 자그마한 체구의 여성 중에도 대주가가 있듯이 개인차가 있기 때문에 여성 모두가 알코올에 약하다고 단언할 수는 없습니다. 다만 전반적으로 남성에 비해 여성이 알코올의 영향을 더 쉽게 받는다고 이해하시면 됩니다."

개인차는 있지만 어쨌든 남성과 똑같은 페이스로 마시지 말고 양을 제한해야 한다는 뜻이다. 애당초 몸에서 받아들일 수 있는 양이 남성보다 적으니 어쩔 수 없는 일이다.

요시노 씨는 과음으로 발병하는 알코올성 간 질환은 남녀의 진행

양상에 뚜렷한 차이가 있다고 한다. 알코올성 간 질환이 있는 상태에서 계속 과음하면 간경변증에 이르게 되는데, 여성이 그 속도가 훨씬 빠르다는 것이다.

실제로 후생노동성이 추진하는 21세기 국민 건강 프로젝트인 '건강 일본 21'의 '알코올' 항목을 보면 '여성은 남성보다 적게 섭취하는 것이 알맞다'라고 명기되어 있다. '건강 일본 21'의 제2차 목표 중에서 '성인병 발병 위험 수준'으로 정의되어 있는 1일 순수 알코올 섭취량은 남성 40g 이상, 여성 20g 이상이다. 무려 2배나 차이가 나는 것이다!

필자는 술이 세기 때문에 그동안 전혀 의식하지 않았지만, 여성은 신체 구조상 남성과 똑같은 페이스로 마시면 안 되며, 양을 제한하는 것이 건강에 이롭다. 참고로 알코올 20g은 맥주 500ml 1잔, 사케 1홉에 해당한다. 필자의 기준으로 보면 목표치이긴 하지만 적어도 너무 적다…….

생리, 임신, 갱년기 등 여성이 주의해야 하는 시기

그렇다면 여성은 술을 마실 때 어떤 점을 주의해야 할까. 여성은 한 달에 한 번 생리와 배란을 하며 매우 큰 신체적, 정신적 변화를 겪는다. 게다가 첫머리에서 언급했듯이 50대에 시작되어 폐경 전후로 약 10년이나 지속되는 갱년기는 몸과 마음에 큰 영향을 미친다. 여성이 음주에 주의해야 하는 시기는 언제일까.

요시노 씨에 따르면 '생리 전, 생리 중, 임신 중, 그리고 갱년기'이다.

"현재, 여성의 약 70%가 '월경 전 증후군(PMS: Premenstrual Syndrome)'을 겪습니다. 생리 3~10일 전부터 몸이 붓고 식욕이 왕성해지며 짜증이 나는 등 신체적, 정신적으로 컨디션이 나빠지는 것을 말합니다. 에스트로겐(난포호르몬)과 프로게스테론(황체호르몬) 등의 여성호르몬과 PMS의 인과관계는 아직 밝혀지지 않았지만, 이 시기에는 몸도 마음도 축 처질 때가 있습니다. 하지만 그럴 때마다 알코올에 의존하면 습관적으로 마시게 되어 주량이 늘어나는 악순환에 빠지게 됩니다."

많은 여성이 공감하는 이야기가 아닐까? 필자도 지금은 저용량 알약을 복용하기 때문에 PMS에서 벗어났지만 예전에는 증상이 매우 심했다. 우울감을 느끼는 정도는 아니었지만, 짜증을 내면서 공격적으로 변하는 유형이었는데 술을 마시면 정도가 더 심해졌다. 요시노 씨에 따르면, 가벼운 우울증에 빠지는 사람도 있다. 안 좋은 기분을 술로 누그러뜨리는 것은 일시적인 해결책일 뿐이다. 그보다는 근본적으로 PMS를 치료하는 것이 더 건설적이다.

그렇다면 생리 중에 주의해야 할 점은 무엇일까.

"생리 중에는 각종 생리 활동에 관여하는 프로스타글란딘이 우리 몸에 영향을 미칩니다. 이 호르몬은 자궁을 수축시켜 생리혈을 체외로 밀어내는 등 여성에게 꼭 필요한 물질이지만 복통, 두통, 구토 등을 동반하기도 하죠. 알코올을 마시지 않아도 구토, 두통 증상이 나타나기 쉬운 상태입니다. 알코올은 이러한 증상을 더 부추기기 때문에 평소보다 더 빨리 취하게 됩니다.

그뿐만 아니라 알코올이 혈액 순환을 촉진해 심박 수가 커지면 생리 양이 늘어나서 빈혈이 올 수도 있습니다. 생리 중에 술을 많이 마시는 분들은 별로 없겠지만, 이러한 부분을 명심하고 평소보다 양을 제한하는 것이 좋겠죠."

개인차는 있겠지만 생리 중에는 금세 취한다는 여성이 많다. 생리 중에는 아무쪼록 과음하지 말고 한 잔 정도만 즐긴다는 마음가짐이 필요하다.

여성이 음주에 주의해야 할 3가지 시기

생리	생리 전	PMS(월경 전 증후군)로 인한 컨디션 난조를 알코올에 의존하지 않는다.
	생리 후	알코올이 생리 중에 나타나는 증상들을 더욱 부추긴다. 주량을 제한한다.
임신		임신 중의 음주는 절대 금지. 아기에게 장애가 생길 수 있다.
갱년기		정신적인 고통을 술로 달래는 것은 위험하다. 대사량 저하로 체중이 증가할 수 있으니 당질이 적은 술을 선택한다.

여성은 한 달 주기로 몸과 마음에 변화가 오기도 하지만 '인생'이라는 큰 틀 안에서도 큰 변화를 겪는 시기가 있다. 첫 번째는 임신이다. 말할 것도 없이 임신 중에는 절대 술을 마셔서는 안 된다. 알코올음료

겉면에도 경고 문구가 있을 정도이다.

"임신 중의 음주는 본인은 물론 태아에게 큰 영향을 미칩니다. 태아가 태아알코올증후군(FAS: Fetal Acohol Syndrome)에 걸리면 저체중으로 태어나거나 뇌가 손상되어 성인이 되어서도 영향을 미치는 일도 있습니다. 임신 중에는 절대 술을 마셔서는 안 됩니다."

갱년기를 알코올에 의존하는 여성이 많다

앞에서 말한 대로 갱년기는 40세 이후 몸과 마음에 큰 변화가 찾아오는 시기이다. 갱년기에는 에스트로겐 분비가 급격하게 감소하면서 몸에 여러 가지 문제가 생긴다. 가장 대표적인 증상은 갑자기 얼굴이 붉어지면서 열과 땀이 나는 '안면 홍조'이다. 에스트로겐의 분비가 감소하면서 혈관의 수축과 확장을 담당하는 자율신경이 균형을 잃어 발생하는 현상이다. 많은 갱년기 여성이 이 증상으로 고민하고 있으며, 심한 경우에는 집 안에 틀어박히거나 우울증을 앓는다고 한다.

요시노 씨는 "갱년기에는 정신적인 불안감 때문에 알코올에 손대기 쉽습니다. 이 시기에 지속적으로 술을 마시다가 알코올 의존증에 걸리는 여성이 적지 않아요"라며 조심할 것을 당부한다.

"갱년기에 알코올에 의지해서 좋을 일은 전혀 없습니다. 술의 힘으로 불안감이 사라져도 일시적인 것일 뿐, 술이 깨면 불안감도 다시 살아나죠. 그래서 또 알코올에 손을 대고, 이렇게 계속 반복하다 보면 점점 주량이 늘어 알코올 의존증에 이르게 되는 것입니다."

물론 갱년기라서 해서 알코올을 마시면 안 된다는 것은 아니다. 허용 범위 안에서 즐긴다면 무슨 문제가 되겠는가. 다만 정신적 불안감을 다스리는 수단이 되면 위험하다는 것이다.

갱년기에는 정신적 불안감 외에도 수면 장애, 골다공증 등 여러 가지 문제가 엄습한다. 특히 수면 장애는 주의가 필요하다. 잠이 안 온다고 자꾸 술을 마시다가 습관이 되어 알코올 의존증에 걸리는 사람이 많다고 한다. 요시노 씨는 "술로 잠을 청하는 습관은 버리는 게 좋습니다. 밤에는 카페인 음료를 피하고 스트레칭을 하는 등 다른 방법을 찾아보세요. 그래도 도무지 잠이 안 오면 의사와 상담해 수면제를 처방받는 것도 고려해보시고요."라고 조언한다.

갱년기에는 먹으면 먹는 대로 살로 간다

갱년기에 명심할 것이 하나 더 있다. 바로 '대사량 저하에 따른 비만'이다. 갱년기에 접어든 필자도 이제는 먹으면 먹는 대로 살로 간다. 젊을 때와는 달리 방심하면 5킬로그램 정도는 금세 불어난다. 요시노 씨는 '살찌는 건 쉽고 살 빼기는 어려운 게 갱년기'라고 한다.

직접 겪었기 때문에 너무나 잘 아는 사실이지만, 그래도 술은 끊을 수 없다면 어떻게 해야 하나?

"대사량은 20대부터 서서히 떨어집니다. 젊었을 때처럼 먹고 마시면 당연히 살이 찌겠죠. 제 주변에도 10, 20킬로그램씩 체중이 불어난 갱년기 여성이 드물지 않습니다. 그중에는 너무 심하게 쪄서 얼굴을 알아보기 힘든 분도 계십니다.

따라서 술 종류에도 신경을 써야 합니다. 비만을 예방하려면 맥주, 사케처럼 당질이 많은 양조주 대신 소주, 위스키 같은 증류주를 마시는 게 좋습니다. 양조주 중에서는 비교적 당질이 적은 와인을 권합니다.

안주도 튀김, 볶음우동 등 고칼로리의 탄수화물보다는 칼로리가 낮은 두부, 채소를 추천합니다."

10킬로그램 단위로 쪘다는 말을 들으니 등골이 오싹해진다. 요시노 씨 말대로 갱년기에도 젊은 사람처럼 먹었다가는 결국 살찌는 길밖에 없지 않겠는가. 그리고 식생활도 중요하지만 규칙적인 운동도 갱년기 비만을 예방하는 좋은 방법이다. 대사량 저하를 운동으로 예방하는 것이 매우 중요하다.

여성은 기나긴 인생 속에서 월경을 비롯한 여러 가지 이벤트를 통해 몸과 마음에 큰 변화를 겪는다. 여성의 사회 진출이 늘어나 알코올을 마실 기회도 많아진 만큼, 자신의 음주 습관을 한 번쯤 재검토해보는 기회를 갖는 것도 좋을 것 같다.

6장

어떤 술이 우리 몸에 좋은가?

증류식 전통소주가
혈전의 용해를 돕는다?

어드바이스 스미 히로유키
구라시키예술과학대학 명예교수

혈관의 혈전은 동맥경화, 심근경색, 뇌경색을 유발한다

날마다 술을 마시는 애주가들은 고혈압, 이상지질혈증 등의 성인병을 신경 쓰지 않을 수 없다.

알코올은 중성 지방을 유발하며, 흔히 고혈압과 밀접한 관련이 있다고 지적된다. 나이가 들면 혈관에 노화가 오면서 혈액의 상태도 변한다. 소위 '끈적끈적한 혈액'이라고 표현하는 이 상태는 지질과 당질에 치우친 식생활, 운동 부족, 과도한 스트레스 등에서 비롯된다. 특히 애주가들은 술을 마실 때 안주에 주의해야 한다.

'끈적끈적한 혈액'은 혈관 내피 세포를 손상시켜 그 속에 핏덩어리를 형성하는데, 이것이 흔히 말하는 '혈전'이다. 혈전은 혈관 속에서 야금야금 '살집을 키우고', 또 혈액의 흐름을 점점 방해해 동맥경화, 심근경색, 뇌경색 등 죽음에 이르는 심각한 질환을 유발한다. 게다가 동맥과 정맥, 폐, 심장, 뇌 외에도 우리가 전혀 예측할 수 없는 장기에 생기기 때문에 더 위험하다.

그런데 술에 혈전을 용해하는 기능이 있다는, 애주가로서는 매우 반가운 과학적 데이터가 있다. 술의 혈전 용해 효과에 대해서 구라시키 예술과학대학 명예교수 스미 히로유키 씨에게 물어보았다.

고구마로 만든 전통소주에서 혈전 용해 물질이 2배 증가

"혈전은 혈액 속의 혈소판이 응집되면서 만들어지는데 이때 '피브린'이라는 섬유 형태의 단백질을 끌어들이면서 단단한 혈액 덩어리가 됩니다.

정상적인 몸(혈관과 혈액)은 혈관 내피 세포에서 혈전 용해 효소인 't-PA(조직 플라스미노겐 활성화 인자)'나 '우로키나아제' 같은 물질을 분비, 혈장 속의 '플라스미노겐' 효소를 활성화해서 활성형 단백질 분해 효소인 '플라스민'을 만듭니다. 이것이 더 이상 혈전이 커지지 못하도록 피브린을 분해해서 용해시킵니다."

그렇다면 맥주, 사케, 와인 등 수많은 술 중에서 어떤 술이 혈전을 예방하는 데 도움이 될까.

"실험 결과 '전통소주'와 '아와모리(오키나와 전통소주)'에서 t-PA와 우로키나아제의 분비와 활성을 촉진하는 효과가 나타났습니다. 이 술들을 마신 사람과 마시지 않은 사람의 t-PA 및 우로키나아제 활성도를 비교했더니 두 배 가까이 차이가 났습니다."

여기서 말하는 소주는 '희석식' 소주가 아니라 단식 증류기로 증류한 '증류식' 전통소주를 가리킨다. 스미 씨는 고구마, 보리, 쌀 등 다양한 재료의 전통소주 중에서도 고구마 소주와 아와모리를 적극적으로 추천한다.

"24가지 소주로 실험한 결과 고구마 소주와 아와모리 일부에서 t-PA와 우로키나아제의 분비와 활성이 촉진되는 것으로 나타났습니다. 하지만 어떤 성분이 촉진하는지는 특정되지 않았습니다.

현재로서는 t-PA와 우로키나아제의 생산 및 분비 메커니즘을 정확히 알 수 없습니다. 다만 두 가지 물질의 분비와 활성을 촉진하는 데 가장 적당한 주량은 순수 알코올로 하루에 30g 정도라는 것을 알 수 있었습니다."

전통소주로 치면 120ml 정도에 해당하는 양이다. 애주가에게는 좀 부족하다 싶은 양이지만 무엇이든 '적당히'가 중요하다. 스미 씨는 '건강 효과만을 생각한다면 약간의 술로 기분 좋게 취하는 정도가 딱 좋다'라고 말한다.

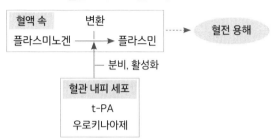

혈전이 용해되는 과정

혈액 속	변환	
플라스미노겐	→ 플라스민	⇢ 혈전 용해

— 분비, 활성화

혈관 내피 세포
t-PA
우로키나아제

혈관 내피 세포에서 분비되는 't-PA'와 '우로키나아제'는 단백질 분해 효소 '플라스민'의 전구체인 혈장 속의 '플라스미노겐'을 활성화한다. 플라스민은 혈전을 커지게 만드는 '피브린'을 용해한다.

전통소주와 아와모리가 t-PA의 활성을 촉진

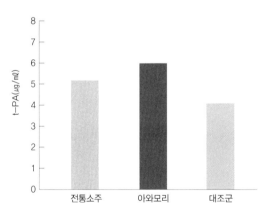

일반 성인으로 이루어진 대조군(24명)에 맞서 아와모리(15명) 또는 전통소주(19명)를 마시게 한 후 't-PA'의 활성 정도를 측정했다. 그 결과 대조군에 비해 아와모리와 전통소주를 마신 집단의 t-PA가 유의미하게 증가한 것을 알 수 있었다. (양조협회 2014:109(3):137-146.)

전통소주에는 HDL 콜레스테롤을 높이는 효과가 있다

또한 스미 씨는 고구마 소주와 아와모리의 향을 '맡는' 것만으로도 t-PA가 활성화되는 것을 확인했다고 한다. 그 비밀은 고구마 소주와 아와모리에서 나는 특유의 '향 성분'에 있다는 것이다.

"고구마 소주에는 장미 향의 주성분 중 하나인 베타 페닐에틸알코올을 비롯해 사과 향이 나는 카프론산 에틸 등 수많은 향기 성분이 들어 있습니다. 그중 베타 페닐에틸알코올이 t-PA를 활성화하는 것으로 나타났습니다. 즉, 마시지 않고 냄새만 맡아도 혈전이 용해되는 효과를 기대할 수 있는 거죠."

실제로 고구마 소주는 원재료의 향이 살아 있어서 냄새만 맡아도 마음이 편해진다는 사람이 적지 않다. 향만 맡아도 효과가 있다면 '특유의 냄새가 싫어서' 고구마 소주를 안 마셨던 사람들에게도 굉장한 희소식이 될 것 같다.

스미 씨는 여러 가지 술을 비교 테스트한 것은 아니지만, "향의 릴랙스 효과가 t-PA나 우로키나아제의 분비와 활성에 유의미한 영향을 미친다는 가설을 세울 수 있습니다. 고구마 소주, 아와모리뿐 아니라 브랜디, 사케 같은 증류주와 양조주는 향 성분이 풍부해서 그러한 작용에 영향을 미칠 것이라 생각합니다"라고 설명한다.

그야말로 전통소주는 '마시는 것도 좋고 냄새를 맡는 것도 좋은' 술인 셈이다. 스미 씨는 '원래 전통소주에는 HDL 콜레스테롤을 높이는 효과가 있다'라고 덧붙인다. HDL 콜레스테롤은 혈관 벽에 쌓인 LDL 콜레스테롤을 간으로 운반, 분해시키는 '혈관 청소부' 역할을 하며, 심근경색과 동맥경화의 발병 위험도를 낮춘다(HDL 콜레스테롤은 '좋은 콜레스테롤'이라고도 한다). 그뿐만 아니라 전통소주는 당질도 없다. 비만을 걱정하는 사람에게 이보다 좋은 알코올음료는 없지 않을까.

낫토 안주는 숙취 예방책으로도 추천할 만하다. 실제로 전통소주와 낫토를 함께 먹으면 혈전 용해 작용이 향상되는 효과가 있다고 한다.

"낫토의 끈적끈적한 성분에는 나토키나아제라는 단백질 분해 효소가 들어 있습니다. 전통소주를 마실 때 낫토를 많이 먹으면 혈전 용해 작용과의 시너지 효과를 기대할 수 있습니다. 또한 파는 낫토와 잘 어울릴 뿐 아니라 혈소판 응집을 억제하는 효과가 있기 때문에 의식적으로 섞어서 먹는 게 좋습니다."

'낫토'는 '나토키나아제'를 발견한 스미 씨도 강력 추천하는 술안주이다.

건강주 레드와인의
열풍이 뜨겁다

어드바이스 사토 미치카쓰
야마나시대학대학원 와인과학연구센터 객원교수

이제 와인은 누구나 마실 수 있는 술로 대중화의 시대에 접어들었다고 해도 과언이 아니다.

최근 몇 년 사이 와인바와 스탠딩 와인바가 부쩍 늘었고, 일반 술집조차 메뉴에 와인 목록을 구비하고 있다. 칠레, 호주 등 뉴월드(호주, 칠레, 남아프리카, 미국 등 신생 와인 생산국)의 와인이 들어오면서 부담 없이 고품질 와인을 즐길 수 있게 되었기 때문이다.

편의점이나 대형 마트에서 취급하는 와인의 종류도 다양할 뿐 아니라 맛있고 가격도 저렴하다. 와인은 이제 '특별한 날 마시는 비싼 술'이 아니라 매일 편안하게 즐길 수 있는 술이 된 것이다. 실제로 일본산 와

인이 세계 각국의 와인 품평회에서 상을 받는 등 품질이 향상된 것도 와인 붐을 일으키는 데 일조하고 있다

'프랑스인은 심질환 사망률이 낮다'라는 '프렌치 패러독스'

10여 년 전, 미디어에서 레드와인의 건강 효과를 다루자 레드와인 열풍이 불었던 것을 기억하는 분도 많을 것이다. 이른바 '프렌치 패러독스'이다.

프렌치 패러독스란 '흡연율이 높고 버터, 고기 등 동물성 지방 섭취량이 많은 프랑스인이 오히려 심질환 사망률이 낮다'라는 설을 말한다.

1990년대 초반 프랑스의 르노 박사 팀이 자국인 10만 명을 대상으로 유지방(동물성 지방) 및 와인 소비량과 허혈성 심질환(심근경색·협심증)의 관계성을 조사한 결과 이러한 사실이 밝혀졌다. 미국의 CBS 방송국이 그 내용을 텔레비전으로 보도한 후, 정체돼 있던 와인 매상이 급증하는 사회 현상까지 일어났다. 일본에서도 1997년경부터 각 미디어에서 레드와인의 건강 효과를 다루었고, 그 여파로 그동안 사케와 소주만 고집했던 사람들마저 레드와인을 마시기 시작했다.

술과 거리가 먼 사람도 '레드와인에 함유된 폴리페놀이 몸에 이롭다'라는 말은 들어본 적이 있을 것이다. 사실 폴리페놀은 차에도 들어 있는 성분이다. 그런데 왜 유독 레드와인의 효과만 사람들에게 언급되

느지, 그렇다면 화이트와인이나 다른 술은 왜 효과가 떨어지는지 다양한 궁금증이 생겨났다.

메르시앙주류연구소를 거쳐 야마나시대학대학원 와인과학연구센터에서 레드와인과 폴리페놀을 연구하는 사토 미치카쓰 씨에게 물어보았다.

레드와인에 많은 폴리페놀의 정체는 무엇일까?

"레드와인은 풍부한 폴리페놀 성분으로 주목받기 시작했습니다. 사실 이 성분은 차를 비롯한 여러 음료와 식품에도 들어 있습니다만 레드와인에 압도적으로 많죠. 녹차보다는 무려 6배나 많고 맥주, 사케 등 다른 양조주와 비교해도 훨씬 많습니다."

레드와인의 건강 효과를 이야기할 때 반드시 등장하는 '폴리페놀'의 정체는 무엇일까?

"폴리페놀은 식물이 광합성할 때 생성되는 색소와 떫은맛의 성분으로, 활성산소에 의해 몸이 산화되는 것을 방지해주는 항산화 물질입니다. 식물이 스스로를 보호하기 위해 만들어낸 성분이기 때문에 모든 식물에는 기본적으로 폴리페놀이 들어 있죠. 5,000종이 넘는 폴리페놀 중 레드와인에 들어 있는 가장 대표적인 폴리페놀은 안토시아닌, 레스베라트롤, 타닌입니다.

폴리페놀은 거북이 등처럼 생긴 벤젠 고리에 수산기(OH기)가 붙은 '페놀'이 복수 결합된 구조로 이루어져 있습니다. 수산기가 많을수록 항산화 작용이 강해지죠.

와인은 폴리페놀 함량도 높지만 몸에 흡수가 잘됩니다. 조금 전에 채소와 과일에도 폴리페놀이 풍부하다고 말씀드렸는데요, 채소와 과일 조직 속에 들어 있는 폴리페놀은 물에 잘 녹지 않아서 인간의 장에 잘 흡수되지 않습니다. 그러나 와인은 풍부한 폴리페놀이 '용해된 상태'로 들어 있어서 우리 몸에 효율적으로 흡수됩니다."

사토 씨에 따르면, 폴리페놀은 특히 포도 껍질과 씨에 많다. 레드와인은 껍질, 과즙, 씨를 통째로 발효시키며, 발효가 끝난 뒤에도 특유의 색과 떫은맛을 내기 위해 거르지 않고 그대로 담근다. 껍질과 씨를 빼고 만드는 화이트와인과는 양조법이 다르기 때문에 폴리페놀이 훨씬

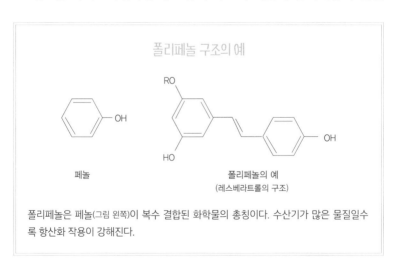

폴리페놀 구조의 예

페놀

폴리페놀의 예
(레스베라트롤의 구조)

폴리페놀은 페놀(그림 왼쪽)이 복수 결합된 화학물의 총칭이다. 수산기가 많은 물질일수록 항산화 작용이 강해진다.

풍부한 것이다.

사토 씨는 화이트와인도 오크통에서 숙성시킨 것은 폴리페놀 함유량이 높다고 한다. 오크통에 있던 폴리페놀이 와인으로 옮겨 가기 때문이다. 캘리포니아의 화이트와인처럼 오크 향이 강한 것은 폴리페놀이 풍부하다.

레드와인의 폴리페놀은 활성산소 소거 능력이 탁월

레드와인의 건강 효과에 대해 좀 더 자세하게 알아보자. 레드와인에 들어 있는 폴리페놀의 여러 가지 건강 효과 중에서도 가장 뛰어난 것은 '프렌치 패러독스'에 근거한 허혈성 심질환과 동맥경화 예방 효과일 것이다. 프랑스의 르노 박사 팀이 이와 같은 내용을 보고한 후 심질환, 동맥경화에 대한 폴리페놀의 효용을 다룬 논문이 잇따라 발표됐다.

"미국 캘리포니아대학교 데이비스캠퍼스의 프랭켈 박사는 LDL(나쁜) 콜레스테롤에 대한 와인 속 폴리페놀의 항산화 능력을 비타민E와 비교했습니다. 그 결과, 폴리페놀은 비타민E의 절반에 해당하는 농도로 LDL 콜레스테롤의 산화를 방지하는 것으로 나타났습니다. 이 '산화 방지'가 매우 중요합니다. LDL 콜레스테롤은 그 자체로 해로운 게 아니라 활성산소에 의해 산화되면서 비로소 동맥경화의 원인이 됩니다. 레드와인의 폴리페놀은 이 활성산소를 소거하는 능력이 뛰어난 거죠. 제

실험에서도 레드와인의 폴리페놀에 함유된 안토시아닌(레드와인의 색소 원료)이 활성산소를 소거하는 능력이 높은 것으로 나타났습니다."

LDL 콜레스테롤이 높은 주당에게는 매우 반가운 소식이다. 또한 사토 씨는 레드와인의 종류와 숙성 연수에 따른 항산화 작용(활성산소 소거 능력)에 대해서도 조사하고 있다.

"숙성 기간이 길수록 레드와인의 항산화 작용이 뛰어났습니다. 특히 숙성 5년째가 가장 뛰어나고, 그 후로는 서서히 효과가 줄어듭니다."

포도 품종 중에서는 카베르네 소비뇽이 폴리페놀을 가장 풍부하게 함유하고 있으며 항산화 작용도 뛰어났다. 카베르네 소비뇽은 보르도의 메독 지역, 칠레, 캘리포니아 와인에 사용되는 품종으로 보디가 묵직한 것이 특징이다. 즉, 오래 숙성된 풀 보디 타입의 레드와인이 건강에는 가장 좋다.

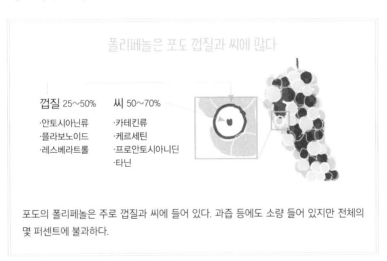

폴리페놀은 포도 껍질과 씨에 많다

껍질 25~50%
·안토시아닌류
·플라보노이드
·레스베라트롤

씨 50~70%
·카테킨류
·케르세틴
·프로안토시아니딘
·타닌

포도의 폴리페놀은 주로 껍질과 씨에 들어 있다. 과즙 등에도 소량 들어 있지만 전체의 몇 퍼센트에 불과하다.

최근 항산화 작용 못지않게 주목받고 있는 것이 포도 껍질에 함유된 레스베라트롤이다. 낯선 이름의 이 폴리페놀은 뇌 기능을 원활하게 해주고, 기억력 회복에 관여하며 알츠하이머병을 예방하는 효과가 있다고 한다.

"보르도대학 중앙병원이 3년간 65세 이상 3,777명을 대상으로 실시한 음주량과 사망, 치매, 알츠하이머병의 상관관계에 대한 조사에서 놀라운 결과가 나왔습니다. 와인을 매일 3~4잔씩(375~500㎖) 마시는 그룹의 발병 위험도를 마시지 않는 그룹과 비교했더니 치매는 5분의 1, 알츠하이머병은 4분의 1, 사망률은 30% 감소한 것이죠(1997년 발표). 이것은 외부 자극을 전달하는 'MAP 인산화 효소'가 레스베라트롤에 의해 활성화된 결과로 추측됩니다."

레스베라트롤이 노화 억제 기능이 있는 시르투인 유전자를 활성화해 수명을 연장시킨다는 보고도 있다. 2006년에는 레스베라트롤이 쥐의 수명을 연장시킨다는 논문이 발표되었다. 쥐에게 고칼로리의 먹이만 먹였을 때는 일찍 죽었으나, 레스베라트롤을 추가했더니 일반식을 먹였을 때처럼 생존했다는 것이다. 미국에서는 이 내용이 발표된 후 레스베라트롤 보조제가 동나는 현상까지 나타났다고 한다. 레스베라트롤 효과에 힘입어 '장수 유전자 활성화', '안티에이징' 등을 내세우며 보조제를 판매하고 있는 것이다.

레드와인에는 리터당 약 10mg의 레스베라트롤이 들어 있다. 평소에 마시던 술을 레드와인으로 바꾸면 그 효과를 누릴 수 있는 것이다.

레드와인에는 헬리코박터 파일로리(Helicobacter pylori)균을 살균하는 작용도 있다. 캘리포니아주립대학 프레즈노캠퍼스의 한 연구팀에 따르면, 시중의 레드와인이 15분 만에 파일로리 균의 증식을 억제했다 (1996년 발표). 또한 사토 씨의 연구팀은 레드와인에 의해 혈액의 유연성이 향상되고 모세혈관의 혈류가 촉진되는 것을 밝혀냈다(1999년 발표).

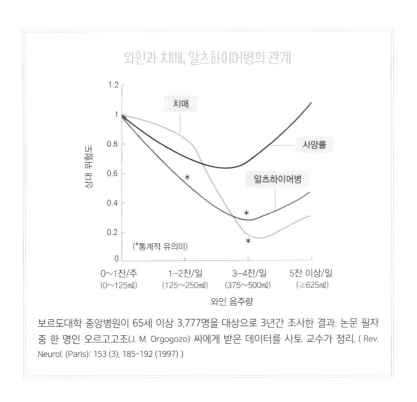

보르도대학 중앙병원이 65세 이상 3,777명을 대상으로 3년간 조사한 결과. 논문 필자 중 한 명인 오르고고조(J. M. Orgogozo) 씨에게 받은 데이터를 사토 교수가 정리. (Rev. Neurol. (Paris): 153 (3), 185-192 (1997))

이렇게 다양한 연구 결과를 보면 수많은 술 중에서 유독 레드와인이 추천되는 이유를 알 것도 같다.

매일 마시지 않는다면 둘이서 와인 한 병도 좋다

하지만 좋다고 마음 놓고 마시면 건강 효과는커녕 알코올로 인한 피해를 키울 수 있다. 레드와인의 음주량은 어느 정도가 적당할까?

"순수 알코올 환산으로 10~30g, 즉 100~300ml가 적당량이라고 하죠. 와인 잔으로는 2잔 정도입니다. 여성은 유방암에 영향을 미칠 수 있으므로 100ml 정도가 이상적입니다."

애주가에게 '와인 잔으로 2잔'이라니, 모자라도 한참 모자란다. 그러나 사토 씨는 "매일 마시는 게 아니라면 둘이서 1병 정도는 괜찮아요"라고 말한다. 와인의 올바른 음주법은 순수 알코올 환산으로 일주일에 150g(주 2일은 휴간일)을 넘기지 않는 것이다.

레드와인을 싫어하는 사람은 요리에 사용해 폴리페놀을 섭취하는 방법도 있다. "레드와인의 폴리페놀은 가열해도 약 60%나 남는다고 합니다. 요리에 사용하면 깊은 맛을 낼 수 있으니 일석이조겠죠."

레드와인에 재웠다가 구운 스테이크에 풀 보디 레드와인을 곁들인다…… 이 둘의 조합을 상상만 해도 침이 꿀꺽 넘어간다. 하지만 황홀한 맛에 취해 숙취가 올 정도로 마시면 당연히 건강에는 해롭다.

아미노산이 풍부한
사케는 피부에 좋다

어드바이스 와카쓰키 사에코
후쿠미쓰야양조장 점포사업부 책임자

사케 성분이 들어간 화장품 등 미용 상품이 인기

예전에 고급 화장품 광고의 멘트로 사용된 적도 있지만, 사케 양조장의 주인이나 여주인, 기술자들 중에는 피부가 백옥같이 고운 사람이 많다.

필자는 사케에 관한 일을 한 지 15년째인데 20대 때보다 피부 컨디션이 훨씬 좋다. 시험 삼아 화장품 매장에서 수분량을 비롯한 피부 연령을 측정해보았더니 실제 나이보다 10살이나 낮게 나왔다. 나는 거의 매일 사케를 마시는 데다 사케 화장품도 애용하기 때문에 피부 진단의 결과를 보고 '으음, 이건 분명 사케 효과야'라고 생각했다.

피부와 사케를 관련지어 떠오른 생각은 어릴 때 만났던 고령의 전직 게이샤였다. 유치원 때부터 초등학교 저학년 때까지 잠시 숙박업소 밀집 지역에 산 적이 있었는데, 그 동네에는 젊은 시절 게이샤 생활을 했던 고령의 여성이 많이 살고 있었다. '담배 가게 할머니'라는 애칭으로 불렸던 그 여성은 팔순이 훨씬 넘은 나이에도 피부가 하얗고 투명했다. "피부가 아름다워요"라는 내 칭찬에 "게이샤 시절, 손님이 남긴 사케를 얼굴과 목에 화장수 대신 발랐단다"라고 귀띔했다. 40년이 흐른 지금도 그 희고 아름다운 피부의 비결은 사케였다는 그녀의 말이 뇌리에 또렷이 남아 있다.

그러고 보니 최근 사케 성분이 들어간 미용 상품이 부쩍 눈에 띈다.

'닷사이(獺祭)'로 유명한 아사히주조(야마구치)는 '수제 술지게미 비누'를 출시했고, '하쿠시카(白鹿)'(효고, 다쓰우마혼케주조)는 사케의 'αGG' 성분을 배합해 개발한 화장품을 내놓았다. 피부 미용에 관심이 높은 여성들 사이에서는 이미 굉장한 지지를 얻고 있다.

사케가 정말 그만큼 피부에 좋은지, 사케를 직접 피부에 발라도 효과가 있는지, 어떤 성분에 그러한 효과가 있는지 다양한 의문이 머리에 떠오른다.

1625년 가나자와에서 창업한 유서 깊은 양조장 '후쿠미쓰야(福光屋)'의 점포사업부 책임자 와카쓰키 사에코 씨에게 물어보았다. 후쿠미쓰야는 양조 알코올이 첨가된 사케가 주류를 이루던 시절에 '준마이조(純

米蔵, 첨가물 없이 쌀, 누룩, 물만으로 술을 만드는 양조장) 선언'을 한, 앞서가는 양조장이다. 자체적인 사케연구소를 갖추고 1990년대부터 쌀 발효 기술을 활용한 미용에 대해 연구하는 등 시대의 흐름에 발 빠르게 대응하는 양조장으로도 유명하다.

사케에 함유된 아미노산은 실제로 20종이 넘는다

"사케에는 글루탐산, 알라닌, 류신, 아르지닌 등 다양한 아미노산이 골고루 들어 있습니다. 화이트와인과 비교하면 약 10배에 달하고, 수많은 주류 중에서도 단연 최고입니다. 콜라겐을 비롯해 피부를 구성하는 단백질의 원료가 바로 아미노산이고, 피부 각질층에 함유된 천연보습 인자(NMF)의 주성분도 아미노산이죠. 아미노산은 '희고 고운 피부의 원료'로서 피부에 반드시 필요한 물질입니다. 그래서 사케를 피부에 바르면 촉촉해지는 것입니다."

사케에 함유된 아미노산은 실제로 20종이 넘는다. 보습에 가장 중요한 아미노산은 '세린'으로, 피부가 원래 갖추고 있는 천연 보습 인자의 주성분이자 윤기의 원천이다.

그 밖에도 사케에는 글라이신, 알라닌, 트레오닌, 아스파라긴산 등 천연 보습 인자를 구성하는 아미노산이 들어 있다. 사케의 미용 효과는 근거가 있었던 것이다. 앞으로는 마시는 데만 열중하지 말고 남는 사케를 손과 얼굴에 발라보자.

실제로 준마이슈를 발랐더니 피부가 촉촉해지는 것을 확인할 수 있었는데, 민감성 피부나 알코올이 약한 사람에게는 자극적일 수 있으니 주의하자. 와카쓰키 씨는 "미리 팔 안쪽에 발라보고 문제가 없는지 확인하는 것이 좋습니다"라고 한다. 피부에 안 맞을 때는 알코올을 완전히 날린 후 바르는 게 좋다. 단, 보존제가 들어 있지 않기 때문에 필히 냉장 보관해야 하며 일주일 이내에 전부 사용해야 한다.

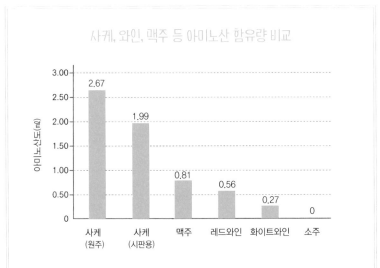

사케는 다른 술에 비해 아미노산이 풍부하다. 위 그래프는 후쿠미쓰야에서 분석한 데이터이다(사케는 후쿠미쓰야의 제품이며, 다른 술은 시중에 판매 중인 상품이다. 상품에 따라 다를 가능성이 있다).

쌀과 누룩으로만 만든 준마이슈가 피부에는 더 효과적

그런데 사케라면 무엇이든 다 좋은 걸까? 잠시 언급했듯이 사케는 크게 양조 알코올을 첨가한 '혼죠조(本醸造)'와 그렇지 않은 '준마이슈'로 나뉜다. 사케 좀 마신다 하는 사람들은 쌀과 누룩으로만 만든 준마이슈를 고집한다.

"양조 알코올을 첨가하지 않은 준마이슈가 피부에는 더 좋습니다. 준마이슈는 양조 알코올 없이 쌀, 누룩, 물만 넣어 만든 순수한 술을 말합니다. 아미노산이 훨씬 풍부하죠."

역시 쌀과 누룩으로만 만든 준마이슈가 피부에는 더 효과적이다. 그렇다면 어떤 준마이슈든 다 피부에 좋은 걸까.

"쌀을 많이 깎아 만든 고가의 준마이다이긴죠(純米大吟醸)가 왠지 더 좋을 것 같지만 피부에는 단연코 준마이슈가 좋습니다."

정미율이 높은 고가의 준마이다이긴죠보다 저렴한 준마이슈가 피부에 좋다고 하니 지갑 사정이 곤란한 이에게는 희소식이다. 그런데 왜 준마이슈의 미용 효과가 더 뛰어난 걸까? 그 비밀은 '사케 제조 방법'에 있다고 한다.

"사케는 쌀을 깎을수록 잡미가 적어지고 과일 향이 납니다. 준마이다이긴죠는 그중에서도 최고의 술이죠. 사실 이 '잡미'와 관련된 것이 아미노산인데, 아미노산이 많으면 '잡미'가 쉽게 느껴지는 대신 '풍미'를 즐길 수 있습니다. 마시는 것에만 초점을 둔다면 아미노산이 적당한

게 좋겠지만 피부 미용이 목적이면 많을수록 좋겠죠. 그래서 정미율이 상대적으로 낮은 쌀로 만든 준마이슈가 피부에는 더 좋은 것입니다."

사케 목욕은 어느 정도 효과가 있을까?

사케가 피부에 그렇게 좋다고 하니 목욕에 사용하면 더 좋지 않을까?

"사케로 목욕을 하면 알코올 성분으로 인해 혈액 순환이 원활해지면서 보온, 발한 효과가 촉진됩니다. 그리고 아미노산의 보습 효과로 촉촉한 피부 효과도 기대할 수 있습니다. 또 사케 특유의 향은 긴장 이완 효과가 있죠. 식음용 사케를 욕조에 넣을 때는 일반 가정의 욕조를 기준으로 1~2홉 정도가 적당합니다."

단, 한 번 사용한 물은 버리는 게 좋다고 한다. 알코올의 발한 작용으로 모공의 불순물이 나와 물을 오염시키기 때문이다.

필자가 실천해본 결과 평소보다 땀이 빨리 났고 10분 후 현기증이 날 정도였다. 불순물이 욕조 가장자리에 희미한 띠를 형성하는 것을 보면 확실히 디톡스 효과가 있는 것 같다. 이번에 사용한 술은 식음용이었으나 목욕용 사케를 사용하는 것이 효과적일 것 같다.

솔직히 애주가에게는 피부에 바르고 욕조에 넣는 것보다 마시는 게 건강에 더 좋을 수도 있다. 그래도 술자리의 여성들이 흥미를 느낄 만한 소재인 만큼 잘 기억해두었다가 이야깃거리로 활용해보자.

맥주의 쓴맛이
치매를 예방한다!

어드바이스 아노 야스히사
기린 R&D본부 건강기술연구소 연구원

정말 맥주는 알츠하이머병 예방에 효과가 있을까?

'일단 맥주로 시작하자!'

술집에 가면 정해진 대사처럼 하는 말이다. 애주가에게는 갈증 날 때 처음 들이켜는 한 잔의 맥주만큼 행복한 것도 없을 것이다.

다만 요즘은 당질 제한(저탄수화물) 열풍 때문인지, 맥주가 먹고 싶어도 참는 사람이 적지 않다. 나는 솔직히 '맥주를 참는 것보다 안주를 신경 쓰는 것이 효과적'이라고 생각한다. 아울러 맥주에 뛰어난 효능이 있다는 것도 이번에 알려주고 싶다. 바로 알츠하이머병 예방 효과이다.

알츠하이머병을 예방하는 술이라면 앞에서 언급한 레드와인의 폴리페놀 효과를 먼저 떠올리는 사람이 많을 것이다. 그런데 도쿄대학, 가쿠슈인대학과 기린의 공동 연구에 의해 맥주에도 그러한 효과를 기대할 만한 성분이 있다는 것이 밝혀졌다. 2016년 11월에 발표된 이 내용은 뉴스에서도 다루었다.

필자도 나이가 있는지라, 사람이나 물건 이름이 금방 생각나지 않을 때가 많다. 집안에 치매 환자가 있어서 필자도 혹시 치매에 걸리지는 않을까 불안감이 엄습하는 일도 부쩍 늘었다. 그래서 이 뉴스에 궁금증이 일어날 수밖에 없었다. 필자 또래의 애주가라면 모두 비슷한 경험과 생각을 하지 않았을까.

정말 맥주는 알츠하이머병 예방에 효과가 있을까. 맥주는 누구나 쉽게 마실 수 있는 가장 대중적인 술이다. 게다가 레드와인처럼 건강에 좋은 술이라는 이미지보다는 당질 때문에 '살찌는 술'이라는 이미지가 더 강해서 몸에 좋은 점이 과연 있을까 싶다.

만약 효과가 있다면 발포주나 무알코올 맥주는 어떤지도 궁금하다. 그래서 이 논문의 발표자 중 한 명이자 오랜 세월 맥주의 건강 효과를 연구해온 기린 R&D본부 건강기술연구소의 아노 야스히사 씨에게 자세한 이야기를 들어보았다.

서둘러 아노 씨에게 이 같은 의문을 제기했더니 명쾌한 답이 돌아왔다.

"맥주에는 홉의 쓴맛 성분인 '이소알파산'이 들어 있습니다. 알츠하이머병은 아밀로이드 베타 등의 노폐물이 뇌에 침착되면서 발병하는 것으로 추측됩니다. 연구 결과에 따르면, 이소알파산이 이를 억제하고 뇌 내 염증을 완화하는 것으로 확인되었습니다. 따라서 인지 기능의 개선도 기대할 수 있습니다."

맥주 특유의 쓴맛 성분에 뇌의 기능을 개선하는 효과가 있었다니! 좋은 약은 입에 쓰다는 말이 술에도 통용된다는 뜻이다.

알츠하이머병은 혈관성 치매, 레비소체 치매 등 여러 가지 치매 중에서도 압도적으로 많은 치매로, 아밀로이드 베타 외에 여러 단백질이 뇌에 쌓여 신경세포의 기능이 떨어지면서 발병한다.

연구팀은 도쿄대학이 보유한 알츠하이머병 동물 모델 쥐 (알츠하이머병을 유발하는 노폐물이 빠르게 축적되도록 유전자를 조작한 쥐)에게 미량의 이소알파산이 첨가된 사료를 3개월간 투여했

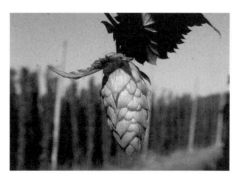

맥주의 재료 중 하나인 '홉'은 맥주의 향과 쓴맛을 내는 핵심 요소이다. 열매는 옛날부터 약용 식물로 귀하게 취급됐다. 하렐타우종 홉 봉오리, 2004년. ⓒ LuckyStarr, W-C

다. 그 결과 이소알파산을 첨가한 사료 섭취군은 그렇지 않은 섭취군에 비해 뇌 내 아밀로이드 베타의 침착이 억제됐다. 두 그룹의 대뇌 피질에 쌓인 노폐물의 양을 비교했더니 2배 정도 차이가 났다.

"특히 기억을 담당하는 해마와 대뇌 피질에 대한 침착이 눈에 띄게 억제되었습니다. 알츠하이머병의 원인으로 알려진 아밀로이드 베타는 뇌에 생긴 얼룩과 비슷해서, 뇌에 축적되면 인지 기능과 기억을 관장하는 신경세포가 제대로 기능하지 못하게 됩니다. 그래서 기억이 잘 안 나거나 건망증이 심해지죠. 이러한 현상은 비단 노화뿐 아니라 수면이 부족할 때도 나타납니다."

이 쥐 실험에서는 이소알파산 투여 후 뇌 내 염증이 2분의 1 가까이 억제된 것으로 확인됐고, 동물행동학에 대한 평가 결과에서는 기억 유지 기능도 확실히 개선되었다고 한다.

이소알파산이 '뇌 내 청소 세포' 미세아교세포를 활성화

어떤 메커니즘으로 이러한 효과가 생기는 걸까. 아노 씨에 따르면, 그 비밀은 '뇌 내에 있는 미세아교세포'에 있다.

"뇌 내의 유일한 면역 세포인 미세아교세포가 그 열쇠를 쥐고 있습니다. 이 세포는 '뇌 내 청소 세포'라는 별명을 갖고 있으며, 아밀로이드 베타 같은 노폐물을 먹어서 없앱니다. 매일 뇌 내 조직을 복원하고 시냅스의 성장을 자극하며, 바이러스가 침입했을 때 방어도 하는 중요한 세포입니다."

이렇게 똑똑한 세포가 뇌에 존재하고 있다니 금시초문이다. 왠지 큰 기대를 걸어도 될 것 같다.

"그러나 나이가 들어 미세아교세포의 기능이 떨어지면 아밀로이드 베타를 제거하는 기능도 떨어집니다. 게다가 뇌 내에서 과잉 반응을 일으킴으로써 염증이 생기고 활성산소가 발생해 주위의 신경세포가 손상되죠.

홉의 성분인 이소알파산은 미세아교세포를 활성화해 노폐물이 쌓이는 것을 억제합니다. 따라서 알츠하이머병 예방을 기대할 수 있습니다."

맥주의 홉이 가지고 있는 가공할 만한 능력이다. 잠깐이나마 와인보

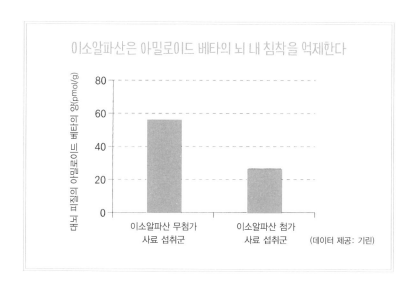

이소알파산은 아밀로이드 베타의 뇌 내 침착을 억제한다

(데이터 제공: 기린)

다 건강 효과는 약할 것이라고 무시하지 않았던가. 이런 탁월한 기능이 맥주에 있었다니 정말 뜻밖이다.

아노 씨는 "원래 맥주에 들어 있는 홉은 1,000년도 훨씬 전부터 귀하게 여겼던 약용 식물입니다"라고 말한다. 그러한 오랜 역사도 연구 대상으로서 주목한 이유라고 한다.

참고로 홉에는 꽃의 수지샘(樹脂腺)에 있는 '알파산(α酸)'이라는 물질이 있는데, 이것이 양조 과정에서 가열되면 이소알파산이 되어 효과를 발휘하게 된다. 즉, 그냥 홉을 먹어서는 치매 예방 효과를 기대할 수 없는 것이다.

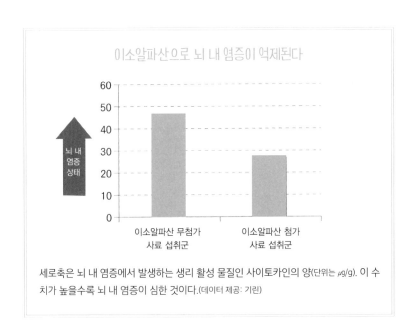

세로축은 뇌 내 염증에서 발생하는 생리 활성 물질인 사이토카인의 양(단위는 µg/g). 이 수치가 높을수록 뇌 내 염증이 심한 것이다.(데이터 제공: 기린)

쥐 실험 결과가 긍정적인 것을 보니 인간에게 미치는 영향도 궁금해진다.

사실 아노 씨는 이 실험에 앞서(2016년 3월), 맥주를 통해 이소알파산을 섭취한 사람의 뇌 활동 개선 효과를 fMRI(기능적 자기공명영상)로 검증했고, 그 결과 사람의 뇌 내 정보 처리 및 정보 전달 능력이 개선되는 것을 확인했다. 이 연구는 정부의 국가 프로젝트에 채택되어 우수상을 수상하기도 했다.

"실험에 참여한 사람은 50~70세 정상인 25명입니다. 매일 180ml의 이소알파산 함유 음료(맥주 맛이 나는 무알코올 음료)를 4주간 섭취했습니다. 180ml당 이소알파산 함유량은 3mg이었습니다. 뇌의 fMRI를 섭취 전과 후로 측정해서 대뇌 피질의 두께와 신경섬유의 굵기 등을 해석한 결과 적당한 맥주 섭취로 뇌 내 정보 전달 기능이 개선될 수도 있다는 것을 알게 됐습니다. 특히 60~70세 노년층에게 큰 효과가 나타났죠."

맥주 대신 무알코올 음료로 실험한 것은 '적당량의 음주가 치매 예방에 효과적'이라는 연구 결과가 있었기 때문이다.

여기에 대해서는 앞의 J커브 효과에서 이미 소개한 바 있으니 참고하기 바란다. 이 실험에서는 알코올 효과를 제외한 '순수 이소알파산의 효과'를 보기 위해 맥주 맛이 나는 무알코올 음료를 선택했다.

알츠하이머병 예방 효과가 기대된다고 하니 어떤 맥주를 얼마나 마시면 좋은지 궁금해진다. 현재 맥주 시장에는 지역 맥주, 수입 맥주, 맥주로 분류되지 않는 발포주와 무알코올 맥주 맛 음료까지 다종다양한 맥주들이 시중에서 경쟁하고 있다.

"일반 맥주에는 약 10~30mg의 이소알파산이 들어 있습니다. 가벼운 느낌의 맥주보다는 IPA(인디아 페일 에일)처럼 쓴맛이 강한 맥주에 많죠. 실험에 사용한 맥주 맛 무알코올 음료에도 약 12~30mg의 이소알파산이 들어 있었습니다."

역시 쓴맛이 나는 맥주가 좋다는 얘기이다. 무알코올 맥주도 효과가 있다고 하니 술을 못 마신다고 걱정할 필요 없다. 그럼 양은 어느 정도가 적당할까.

"지금은 어디까지나 알츠하이머병 예방 효과가 기대된다고 보는 단계라서 적당량을 논의하기는 어렵습니다. 일단 과음으로 인한 폐해가 없도록 '적당히' 마시면 됩니다. 무알코올 맥주에도 이소알파산 효과가 있으니, 술이 약한 분이나 고령자는 굳이 맥주를 마시지 않아도 됩니다."

내심 많이 마실수록 좋다는 답을 기대했는데 역시 '적당량이 최고'라고 한다. 귀에 못이 박히겠지만 적당한 음주량은 남성의 경우 순수 알코올 환산으로 20g, 맥주 500ml 1잔 정도이다.

너무 적어서 만족스럽지 않을 수도 있다. 그러나 맥주가 먹고 싶어도 건강을 위해 참고 있던 사람들은 오히려 공식적으로 허락받는 기분이 들지 않을까? 필자도 마음 편히 맥주를 즐길 수 있어 감사한 마음이 더 크다.

참고로 이소알파산에는 성인병 예방, 혈압 개선, 흰머리 억제 등의 반가운 효과도 있다고 한다. 특히 성인병 예방은 치매와 직결되는 문제인 만큼 가볍게 여겨서는 안 된다. 일절 끊겠다고 생각하면 훨씬 스트레스가 된다. 자, 오늘도 술자리에서 건강하게 '먼저 맥주부터'를 외쳐보자!

7장

생명이 위험한
음주 습관

취침주를 마시면
수면의 질이 높아진다?

어드바이스 사토 미키
신바시슬립·멘털클리닉 원장

수면은 '렘 수면'과 '논렘 수면'으로 구성

불안하고 초조해서 잠을 이루지 못하거나, 반대로 기분이 너무 들떠 도무지 잠이 안 올 때 '술'의 힘을 빌린 적은 없는가?

술을 마시면 눈꺼풀이 점점 무거워지면서 금세 잠에 빠질 수 있다. 필자도 그 효과를 실감한 적이 있다. 하지만 아침까지 숙면을 취했느냐 하면, 꼭 그렇지만은 않다. 얼마 못 가 잠이 깨고 정신이 말똥말똥 해져서는 다시 잠들지 못한 적도 있다. 애주가는 물론이고 일반인들도 흔히 경험하는 일일 것이다.

이른바 취침주가 숙면에 좋다고 생각하는 사람이 많은데 과연 사실일까. 수면과 알코올의 관계에 정통하며 알코올로 인한 불면 치료에 일가견이 있는 신바시슬립·멘털클리닉의 사토 미키 씨에게 물어보았다.

"수면은 얕은 잠인 렘 수면과 깊은 잠인 논렘 수면으로 이루어져 있습니다. 수면의 깊이는 뇌파의 활동성에 따라 4단계로 나뉘는데, 알코올을 마시면 입면(入眠)에 걸리는 시간이 단축되어 3단계, 때로는 4단계까지 깊은 잠의 서파수면(徐波睡眠)이 증가한다고 밝혀졌습니다. 이 수면이 깊고 길어질수록 몸의 세포를 복원하는 데 필요한 성장호르몬의 분비량이 증가합니다."

술을 마시고 자면 금세 깊은 잠에 빠진 듯한 기분이 드는 것은 서파수면 덕분이다. 참고로 일본인을 대상으로 한 연구에 따르면, 남성 중에 '주 1회 이상 취침주를 마시는 습관이 있는 사람'은 48.3%로 대략 2명에 1명꼴이라는 결과가 나왔다(여성은 18.3%).

애주가들은 이 같은 결과를 놓고 '취침주가 수면의 질을 높인다'라고 멋대로 해석하고 싶겠지만 그렇게 단순하지 않다.

취침주에 의존한 수면 효과는 3~7일 만에 사라진다

"입면 후에 찾아오는 서파수면만 보면 취침주가 수면의 질을 높이는 것처럼 보이죠. 하지만 알코올을 마시고 자면 깊은 잠(논렘 수면)이

얕은 잠(렘 수면)으로 바뀐 후 반동 작용이 일어나 이 상태가 지속됩니다. 그래서 금세 깨어나게 됩니다. 즉 전체적으로는 알코올이 수면의 질을 떨어뜨리는 거죠."

그렇다면 수면의 질을 떨어뜨리는 '반동 작용'은 알코올의 어떤 성분에서 비롯되는 걸까.

"간에서 알코올을 분해할 때 생성되는 아세트알데히드입니다. 이 물질이 혈액을 타고 뇌에 대량으로 방출되면 교감신경이 자극되면서 수면 시 정상적인 뇌의 휴식을 방해합니다. 그래서 중간에 깨어나는 것이죠."

아울러 사토 씨는 다음과 같이 지적한다.

"취침주가 습관이 되면 오히려 잠이 더 안 오거나 중간에 깨는 일이 많아져 더욱 술의 힘에 의존하게 됩니다. 악순환에 빠지는 것이죠. 알코올에 의존한 수면 유도 작용은 길어야 3~7일이기 때문에 무의식중에 알코올 양을 점점 늘리게 됩니다. 하지만 수면의 질은 점점 떨어지고 알코올 의존증에 걸릴 위험도 높아집니다."

예를 들어, 처음에는 맥주 350ml짜리 1병만 마셔도 잠이 잘 왔는데, 어느새 주량이 늘어 있거나 알코올 도수가 센 술에 의지하게 되었다면 주의가 필요하다.

"알코올로 인해 긴장이 풀리고 행복감이 느껴지는 것은 뇌에 존재하는 억제성 신경 전달 물질인 GABA가 'GABA$_A$ 수용체'와 결합하기 때문입니다. 동시에 흥분성 신경 전달 물질인 글루탐산 계열이 억제(특

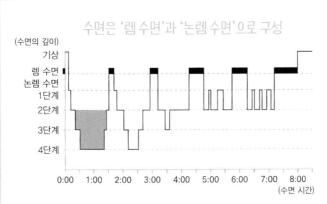

수면은 '렘 수면'과 '논렘 수면'으로 구성

(수면의 깊이)
기상
렘 수면
논렘 수면
1단계
2단계
3단계
4단계

0:00 1:00 2:00 3:00 4:00 5:00 6:00 7:00 8:00
(수면 시간)

입면 후 3단계, 4단계까지 도달하는 깊은 잠을 '서파수면'이라고 한다(그래프의 녹색 부분). 서파수면은 신체 회복에 관여하는 '성장호르몬'의 분비를 촉진하고 세포를 복원하며 뇌를 쉬게 한다.

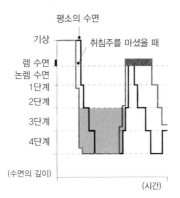

취침주에 의해 입면이 촉진되고 '서파수면'이 길어진다

평소의 수면
기상
취침주를 마셨을 때
렘 수면
논렘 수면
1단계
2단계
3단계
4단계
(수면의 깊이)
(시간)

알코올의 작용으로 입면이 빨라지면서 3단계, 4단계까지 도달하는 시간이 앞당겨져 '서파수면'이 증가하는 것으로 추측된다. 하지만 그 반동성 때문에 렘 수면이 길어져서 금세 잠이 깨어난다(그래프는 취재 내용을 바탕으로 편집부에서 작성한 것).

히 NMDA 수용체를 억제)되어 금세 깊은 수면으로 들어가게 됩니다. 한편 GABAᴀ 수용체는 '의존성'을 유발해 주량이 늘어나는 것으로 추측됩니다. 조금 전 알코올 효과는 길어야 3~7일 정도라고 했죠. 처음에는 350㎖짜리 1병만 마셔도 수면 효과가 있었는데 500㎖, 1ℓ로 점점 늘어납니다. 취침주에 의존하지 않고 자는 습관을 되찾는 것이 중요합니다."

수면 장애와 우울증을 유발하는 취침주

사토 씨는 알코올에 계속 의존할 경우, 만성적으로 수면의 질이 떨어져 마침내 심신에 일정한 긴장 상태가 지속되는 생체 방어 반응, 즉 '과각성(過覺醒)'을 일으키게 된다고 한다.

"가까운 예로, 밤을 새운 후 심신이 지친 상태에서 침대에 누웠는데 머리가 멍하고 잠이 오지 않는 상태를 들 수 있습니다. 그러면 수면 리듬이 깨질 뿐 아니라 교감신경의 흥분 상태가 지속되면서 사소한 일로 짜증을 내거나 이성을 잃게 되는데요, 심하면 우울증이 오기도 합니다."

지금까지의 설명에 따르면, 취침주가 심신에 미치는 영향은 우리가 생각한 것보다 훨씬 큰 것 같다. 취침주를 끊으면 바로 수면의 질이 좋아질까.

"그동안의 치료 경험상, 이미 과각성 상태까지 간 경우에는 알코올을 끊어도 정상 리듬을 되찾는 데 반년이나 걸립니다."

술을 끊어도 수면 장애는 쉽게 고쳐지지 않는다. 집에 있는 술을 당장 없애는 것이 가장 빠른 길이겠지만 애주가에게는 쉽지 않은 일이다. 스트레스 없이 바로 실천할 수 있는 방법은 없을까.

"수면을 위한 수단으로는 권하지 않습니다만, 식사에 곁들이거나 긴장 이완용으로 적당히 마시는 것은 수면에 악영향을 미치지 않는다고 봅니다. 만에 하나 과음을 하게 돼도 물을 많이 마셔서 '워시 아웃'을 하면 혈중 알코올 농도를 떨어뜨리는 데 도움이 되겠죠. 이렇게 하는 동안 취침주를 끊고 '수면 위생'을 잘 유지하면 수면의 질이 점차 좋아질 것입니다."

사토 씨가 제안하는 '수면 위생' 체크 리스트

· 목욕(또는 샤워)은 취침 2시간 전에 끝낸다
· 목욕물의 온도는 40℃ 전후로 맞춘다
· 취침 1시간 전에는 스마트폰이나 컴퓨터를 하지 않는다.
· 늦은 밤에는 편의점처럼 밝은 장소를 피한다.
· 평일과 휴일에 관계없이 아침에는 가급적 일정한 시간에 일어난다.

환자를 상담할 때 실제로 사용한다는 '수면 위생' 체크리스트는 '목욕 시간', '목욕물의 온도', '눈에 들어오는 빛의 조절', '기상 시간' 등 초등학생도 지킬 수 있는 최소한의 생활 습관으로 이루어져 있어서 쉽게 실천할 수 있을 것이다.

그래도 도저히 취침주를 끊지 못하겠다면 '최후의 수단'을 쓸 수밖에 없다.

"다양한 연구를 통해 검증되었습니다만, 수면의 질이 만성적으로 떨어지면 고혈압, 당뇨병, 대사증후군 등 성인병에 걸릴 위험이 높아집니다. 또한 알코올의 근육 이완 작용 때문에 기도 근처의 근육이 느슨해지면서 기도가 좁아지면 수면무호흡증후군과 코골이가 악화되기도 합니다. 취침주를 끊기 힘들면 곧장 병원 등을 통해 상담을 받고 의사가 처방하는 수면제를 복용하는 것이 좋습니다. 일반인들이 수면제를 두려워하는 경향이 있는데, 의사로서 약학적 견지에서 보자면 사람의 몸을 몇 시간 만에 파김치 상태로 만들어버리는 알코올이 훨씬 더 무섭습니다(웃음). 요즘에는 중독성 없는 수면제도 있으니 신중하게 고려해보셨으면 합니다."

취침주 덕분에 잘 잤다는 느낌이 들어도 다음 날 업무 효율이 떨어지거나 졸음이 쏟아졌다면 수면의 질이 좋지 않았다는 증거이다. 개운하고 질 좋은 수면을 위해서는 술을 '수단'으로 삼아 의지하지 않는 것이 정답인 것 같다.

술과 약을 동시에 먹으면
안 되는 이유

어드바이스 이지마 히사시
지바현약사회 약사정보센터 센터장

애주가들은 추운 계절이 오고 여기저기 감기와 인플루엔자가 기승을 부려도 술을 포기하는 법이 없다. 오히려 그 상황을 역으로 이용, '알코올이 병균을 소독해준다!'라고 우기며 술 마시기를 멈추지 않는다.

그러나 아무리 알코올로 소독한다고 억지를 부려도 바이러스를 이길 수는 없다. 감기에 걸리면 감기약에 의존해야 한다. 하지만 약을 먹고도 술이 마시고 싶은 것이 애주가의 천성이다. 그렇게 말하는 필자도 감기 기운이 있을 때면 약을 먹고서라도 회식에 참석하는 일이 다반사이다. 정말 가끔이지만 맥주에 감기약을 먹기도 한다.

약은 물과 함께 먹어야 된다는 것 정도는 알고 있다. 실제로 내가 다니는 클리닉에서는 약을 처방할 때마다 "술은 삼가세요"라고 주의를 준다(매번 어기지만). 각종 병에는 알코올이 독이라는 걸 알면서도 무심코 저질러버리는 것이다.

다행히도 지금까지는 별 탈이 없었다. 진통제나 감기약을 술과 함께 먹고 속이 안 좋아진 적은 있었지만, 증상이 심하지 않았기 때문에 지금도 가끔 술자리 전후에 감기약을 먹는다.

실제로 이러한 행동은 얼마나 위험한 걸까? 약과 알코올의 관계성에 해박한 지바현약사회 약사정보센터의 이지마 히사시 씨에게 물어보았다.

알코올은 약의 작용과 부작용을 증강한다

"알코올에 약을 먹는다고요? 말도 안 됩니다. 절대 안 돼요! '약은 물로 복용'하는 것이 대원칙입니다."

예상대로 진땀이 날 정도로 혼이 났다. 당연히 그래야 하는 것을 알면서도 직접 생명에 위협을 느낀 적이 없어서일까? 어쨌건 그런 어처구니없는 짓을 하는 데 대한 나무람(?)이었다. 대체 알코올에 약을 먹으면 안 되는 이유는 무엇일까.

"알코올은 거의 모든 약에 안 좋은 영향을 미칩니다. 약에 따라 양상은 다르지만 공통적으로는 약의 작용과 부작용을 증강할 위험성이 있습니다. 아시다시피 알코올과 약은 모두 간에서 대사가 이루어집니다. 이때 CYP2E1(시토크롬 P450)이라는 대사 효소가 사용되는데, 건강한 사람이 약과 알코올을 병용하면 이 효소를 서로 빼앗는 형국이 됩니다.

대사 효소로 50%의 대사가 이루어지는 약의 경우, 알코올 때문에 25%밖에 대사되지 않는 거죠. 그리고 약 성분의 75%는 혈중으로 들어가 버립니다. 애초에 절반의 대사를 전제로 처방된 것인데 실제로는 과다 복용한 것처럼 되는 거죠. 그래서 '약리 효과'가 지나치게 커집니다."

이런, 알코올 때문에 약효가 강해지다니! 확실히 몸에 좋을 것 같지는 않다.

그리고 "반대로 매일 알코올을 섭취하시는 분들은 높은 효소 활성 때문에 약의 대사가 지나치게 촉진되어 약효가 떨어지게 됩니다"라고 한다.

약을 잘못 복용하면 생명을 잃을 수도 있다

'술에 약'을 먹으면 약효가 너무 강해지거나 약해져서 매우 위험하다는 설명이다. 이지마 씨는 구체적인 약품을 예로 들어 좀 더 자세히 설명했다.

"약리 효과를 촉진하는 약으로는 혈전증 치료제인 와파린이 있습니다. 이 약은 신체 건강한 사람이 알코올과 병용할 경우 효과가 너무 강해져서 출혈이 일어날 수 있습니다. 뇌 등 출혈이 일어나는 부위에 따라 생명이 좌우되는 심각한 상황이 발생할 수 있습니다.

한편 매일 알코올을 드시는 분들은 방금 전 말씀드렸듯이 와파린의 효능이 떨어집니다. 효소 활성이 너무 높기 때문에, 술을 안 마실 때는 약의 대사가 지나치게 촉진돼서 혈중에 들어가는 약 성분이 적어집니다. 그 결과 혈전이 생성되기 쉬워 심근경색과 뇌경색의 발병 위험이 높아집니다.

또, 당뇨병 치료에 사용되는 메트포르민 등은 알코올을 과하게 섭취할 경우 락트산의 대사를 방해합니다(락트산 산증). 락트산 과다는 중추 신경과 소화기계에 악영향을 미칠 수 있으므로 특히 주의해야 합니다."

약을 잘못 복용하면 생명을 잃을 수도 있다고 하니, 숙취로 심신이 괴로운 것은 아무것도 아니다. 하지만 이 약들은 특정 질환에 처방되는 약이다. 해당 질환이 없는 사람은 '나와 관계없는 이야기'라고 생각할지도 모르겠다.

술을 마시는 사람은 감기약과 진통제도 위험

그렇다면 약국에서 쉽게 살 수 있는 진통제, 감기약과 같은 일반 가정상비약은 어떨까.

"물론 시중의 약 중에서도 주의해야 할 것들이 많습니다. 예를 들어 진통제나 감기약에 들어 있는 아세트아미노펜은 보통 글루크론산 포합(抱合, 해독의 과정으로서 약물에 다른 물질이 결합한 것-옮긴이), 황산 포합, CYP2E1에 의한 3가지 대사 경로를 중심으로 몸 밖에 배출됩니다. 그 중에서 CYP2E1은 아세트아미노펜을 NAPQ1(N-아세틸-p-벤조퀴논이민)으로 변화시킵니다.

NAPQ1에는 독성이 있습니다만, 글루타티온 포합에 의해 최종적으로는 메르캅투르산으로 배설됩니다. 하지만 습관적으로 술을 마시는 사람은 CYP2E1의 유도로 NAPQ1가 계속 생성되고, 결국 글루타티온 포합이 한계를 초과합니다. 그러면 NAPQ1이 축적되어 간 장애가 일어나게 되죠."

매일같이 술을 마시는 사람은 특별히 주의해야 할 것 같다.

진통제와 감기약 이야기가 나온 김에 알레르기성 비염 약에 대해서도 궁금해진다.

"예전의 알레르기성 비염 약은 알코올과 함께 먹을 경우 졸음이 쏟아졌습니다. 최근에는 펙소페나딘(상품명: 알레그라)처럼 중추신경 억제 작용이 약한 의약품도 개발되고 있습니다. 때문에 예전과 상황은 다르지만 중추신경에 미치는 영향은 약마다 달라서 일률적으로 말하기 어렵습니다. 무슨 약이든 반드시 전문가와 상의한 후 복용하세요."

필자도 봄이 되면 꽃가루 알레르기 약을 복용하는데 최근에 나온 약은 확실히 졸음이 덜 쏟아지는 느낌이다. 하지만 알코올과의 상호작용을 완전히 부정할 수 없는 만큼, 술과 함께 복용하는 것은 피해야겠다는 생각을 굳혔다.

약은 음주하고 3~4시간이 지난 후에 복용

수많은 약 중에 극히 일부를 예로 들어보았다. 약은 우리 몸에 여러 영향을 미치겠지만, 어쨌든 술과 함께 먹으면 해롭다는 것은 충분히 이해했다.

그래도 술 없이는 단 하루도 못 산다는 애주가들이 많을 것이다. 아침, 저녁으로 약을 복용하게 되면 언제 술을 마셔야 하는 걸까. 술자리에 앞서 흔히들 먹는 위장약은 괜찮은 걸까. 무엇보다도 술을 마셨을 때는 얼마 후에 약을 먹어야 하는지도 궁금하다.

이지마 씨는 "지병으로 약을 먹고 있다면 술을 멀리하는 것이 좋습니다만……" 하고 입을 뗀 뒤 다음과 같이 설명했다.

"체중, 성별 등에 따라 알코올의 체내 소실 시간이 다릅니다. 알코올건강의학협회에서는 체중이 약 60㎏인 성인 남성의 경우, 1단위(순수 알코올 20g=맥주 500㎖ 1캔, 사케 1홉)의 알코올이 체내에서 사라지는 데 약 3~4시간이 걸린다고 설명합니다. 따라서 음주 후 약을 먹어야 한다면 최소한 3~4시간은 지난 후에 먹는 게 좋습니다."

약은 알코올의 대사가 완전히 이루어진 후 복용해야 하는 것이다.

최소 3~4시간은 지난 후에 먹도록 하자. 참고로 2단위의 알코올은 몸에 6~7시간 정도 머문다. 술을 많이 마시면 그만큼 시간차를 두고 약을 복용해야 한다는 사실을 명심하자.

반대로 약을 먹고 술을 마시는 것은 어떨까. 또 술자리 전에 먹는 위장약은 괜찮을까?

"약의 대사 속도와 배설 속도(반감기)는 약마다 달라서, 몇 시간 전에 먹으면 괜찮다고 일률적으로 말할 수 없습니다. 다만 위 점막을 보호하고 복원하는 위장약과 간 보호제는 음주 전에 먹어도 괜찮습니다. 단, 알코올과 병용할 수 없는 의약품도 있으므로 반드시 사전에 전문가에게 확인해야 합니다."

필자를 비롯해 사전에 위장약이나 간 보호제를 먹고 술자리에 가는 사람이 많을 것이다. 이것은 큰 문제가 없다고 하니 일단 안심이다. 다만 이지마 씨의 조언대로 이러한 것들을 구입할 때는 음주 전에 마셔도 되는지 꼭 확인할 필요가 있다.

부끄러운 고백을 하나 하자면, 그동안 필자는 약을 복용할 때 물에 먹든 술에 먹든 배 속에 들어가면 다 같다고 생각했다. 혹시 나쁜 영향을 미쳐봤자 사소한 차이일 거라고 여긴 것이다. 하지만 이지마 씨의 설명을 듣고 나니 그런 말은 이제 못 할 듯싶다.

감기에 걸렸을 때만큼은 휴간일이라 생각하고 술을 마시지 않는 것이 건강을 위해 필수적이다. 원래 감기에 가장 잘 듣는 약은 휴식이다. 평소 우리 몸을 위해 열심히 일하는 일꾼인 간을 소중히 보살피자.

술을 많이 마시면
왜 입 냄새가 나는가?

어드바이스 야마모토 다쓰오
가나가와치과대학대학원 치의학과 교수

애주가 중에는 입 냄새가 심한 사람이 많다

애주가라면 술 마시고 들어온 날 가족에게 입 냄새가 난다고 구박받거나, 다음 날 아침 회사 여직원에게 술 냄새를 지적당한 경험이 있을 것이다.

양치를 대충 하는 것인지, 해도 냄새가 나는 것인지, 상습적으로 과음을 일삼는 애주가 중에는 입 냄새가 심한 사람이 많다. 술 때문에 '알코올 냄새'가 나는 거야 그렇다 쳐도 문제는 '구린내를 풍기는 강한 입 냄새'이다. 이쯤 되면 주변인에게는 '냄새 폭력' 그 자체이다.

정말 알코올 때문에 입 냄새가 악화되는 걸까? 가나가와치과대학대학원 치의학과 교수 야마모토 다쓰오 씨에게 물어보았다.

"심한 입 냄새는 알코올뿐 아니라 대부분 치주 질환과 관련이 있다고 보고 있습니다. 치주 질환이 심한 입 냄새를 유발하는 것은 치주 병균인 혐기성 균이 구강 내에 번식해서 황화수소나 메틸메르캅탄 같은 냄새를 발생시키기 때문이죠."

치주 질환은 치아 주변 조직에 발생하는 질환의 총칭이다. 야마모토 씨에 따르면, '치주 질환의 원인은 구강 내의 세균과 거기서 비롯된 치석'이다. 치석은 치아와 잇몸 사이에 있는 치주낭에 염증을 일으키고 치아를 지탱하는 치조골을 녹이는, 이른바 '세균의 온상'이다. 이 상태를 오래 방치하면 소중한 치아를 잃게 된다. 후생노동성이 조사한 결과 55~74세의 치주 질환 발병률은 50%가 넘었다.

흡연과 알코올이 치주 질환을 부추긴다

야마모토 씨의 말대로 입 냄새의 원인이 치주 질환이라면 알코올은 전혀 관계가 없는 걸까?

"알코올과 치주 질환의 정확한 상관관계는 밝혀지지 않았습니다. 다만 인간을 대상으로 한 역학 연구에서는 알코올 섭취량이 많을수록 치주 질환 발병률이 높다고 보고되었습니다."

역시, 알코올과 치주 질환은 전혀 무관하지 않았다.

한국의 40대 이상 남성 8,645명을 대상으로 한 조사에 따르면, 일상적으로 알코올을 섭취하는 사람은 그러지 않는 사람에 비해 치주 질환에 걸릴 위험도가 1.27배 높았다.

또 브라질에서 1,115명을 대상으로 한 조사에서는 하루에 순수 알코올을 9.6g(사케 0.5홉) 이상 마시는 여성의 경우, '마시지 않는 여성'보다 치주 질환에 걸릴 위험도가 3.8배 높았다는 보고도 있다.

야마모토 씨의 쥐 실험에서도 알코올과 치주 질환의 관계성이 밝혀졌다.

"치주 질환이 없는 쥐에게 과량의(사람으로 치면 만취할 정도) 알코올을 주입했더니 치아를 지탱하는 치조골이 두드러지게 사라졌습니다. 또한 뼈 주변에 활성산소가 만들어져 몸의 항산화력이 떨어지는 것을 볼 수 있었습니다. 즉, 알코올은 치주 질환뿐 아니라 몸을 산화시킬 위험성도 높은 거죠."

그리고 알코올로 인해 항이뇨 호르몬이 억제되어 소변을 자주 보게 되면 탈수 증상이 일어나 침이 줄어든다고 한다. 그 결과 구강 내 환경이 악화되어 세균이 번식하게 된다. 여기에 담배까지 태우면 상황이 최악에 이르게 된다.

"흡연자가 치주 질환에 걸릴 위험성은 비흡연자에 비해 최대 8배나 높다는 보고가 있습니다. 흡연 때문에 잇몸의 혈류가 나빠지고, 담뱃진에 의해 치석이 금세 생겨서 생물막(biofilm)이라는 단단한 치주 병균이 생길 수 있기 때문입니다."

치주 질환에 의한 입 냄새는 '냄새 폭력'이라고 할 수 있을 만큼 인간관계에 지장을 주기도 한다. 그렇다고 술을 끊을 수는 없는 만큼 예방책은 없는 걸까.

"치주 질환에는 양치보다 좋은 방법이 없습니다. 적절한 시간대가 따로 있는 것은 아닙니다. 아침, 점심, 저녁 규칙적으로 치아를 꼼꼼하게 닦는 것이 중요하죠."

와인을 마시는 서양인에게 치아 산식증이 많다

양치에 대해 궁금한 점이 있다. 요즘 항간에는 '식사 후 30분 동안은 양치하지 않는 것이 좋다'라는 이야기가 화제이다. 술을 마셨을 때도 해당되는 이야기일까.

"정확히는 식사가 아니라 산성 식품 섭취 후 30분입니다. 와인을 자주 마시는 서양인에게는 치아 표면의 법랑질이 녹아내리는 산식증이 많다고 합니다."

와인 애호가가 산식증에 걸리지 않는 방법은 무엇일까?

"술을 마시기 전에 불소 치약으로 이를 닦으면 됩니다. 불소는 침 속의 칼슘이 치아에 잘 흡수되도록 촉진함으로써(재석회화) 치아를 단단하게 만들기 때문에 산식증이 예방됩니다. 미리 불소로 이를 도포하면 와인 같은 산성 음료의 영향을 다소 완화할 수 있습니다. 애주가 중에는 치약 때문에 술맛이 안 난다는 이유로 양치를 탐탁지 않게 생각하는 분들이 많습니다. 그런 분들은 한 시간 전에 닦아도 됩니다."

불소 효과를 두 배로 높이는 방법이 또 있다.

"양치하고 두 번만 헹구는 것입니다. 치약 맛이 없어질 때까지 헹구면 도포된 불소가 씻겨나갑니다. 남은 치약으로 인해 찜찜함이 느껴질 수도 있는데 습관이 되면 괜찮습니다."

필자가 실제로 해보니 처음에는 저항감이 느껴졌으나 며칠 지나자 익숙해졌다. 치아 산식증을 예방할 수만 있다면 찜찜하든 뒷맛이 안 좋든 무엇이 문제겠는가. 이렇게 간단한 습관이라면 오늘 밤부터 당장 실천할 수 있을 것이다.

'이쑤시개법' 칫솔질로 치주 질환 해결한다!

입 냄새 예방법의 포인트는 치약이었다. 단, 그냥 닦는 것이 아니다. 야마모토 씨 팀이 오랜 연구 끝에 추천하는 방법이 있다. 평소 사용하는 칫솔로도 실천할 수 있는 이 방법은 일명 '이쑤시개법'이다. 이 방법으로 이를 닦으면 치주 질환을 어느 정도 예방할 수 있다고 한다.

"치주 질환은 치아와 치아 사이에 생깁니다. 이쑤시개법은 치간의 잇몸을 마사지하는 동시에 치주 질환으로 넓어진 치아와 잇몸 사이의

열구 상피(裂口上皮)를 재생시키는 양치법입니다. 칫솔모를 치아와 잇몸의 경계선에 대고 윗니는 아래, 아랫니는 위를 향해 부위별로 열 번씩 닦습니다. 안쪽은 칫솔모 끝으로 쿡쿡 쑤시듯이 열 번씩 닦습니다. 지우개로 글씨를 지우듯이 힘 조절을 하면 됩니다. 다 하면 7~8분 정도 걸릴 텐데 텔레비전을 보면서 하면 금세 끝납니다."

필자도 야마모토 씨가 제안한 '이쑤시개법'으로 꾸준히 양치를 해본 결과 확실히 치아 표면이 매끄러워지고 잇몸이 탄탄해진 느낌이다. 개인차와 연령 차는 있겠지만 '이쑤시개법'으로 꾸준히 양치를 하면 1~6개월 만에 치주 질환이 개선된다는 것이 야마모토 씨의 연구를 통해 밝혀졌다.

입 냄새는 스스로 눈치채기도 어렵고 친한 사이여도 말해주기 어렵기 때문에 치료 시기를 놓칠 때가 많다. 입을 떼는 순간 상대방이 당신의 '구린내'에 코를 막지 않도록 양치법은 물론 술도 적당히 마시는 것을 항상 염두에 두기 바란다.

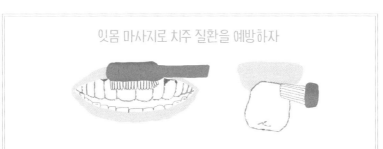

잇몸 마사지로 치주 질환을 예방하자

바깥쪽 앞니는 칫솔을 치아와 잇몸의 경계선에 대고 아래쪽으로 닦는다. 어금니는 칫솔모 끝을 치아에 수직으로 대고 쿡쿡 쑤시듯이 닦는다.

음주 후 목욕은
겨울철이 더 위험하다

어드바이스 우메무라 사토시
요코하마산재병원 원장

음주 후 목욕으로 가슴 두근거림과 현기증 경험

술에 취했을 때 유독 뜨거운 물에 몸을 담그고 싶어질 때가 있다. 애주가들은 술이 오르면 왠지 대범해져서 '욕조에서 땀 빼면 술이 깨겠지'라는 생각으로 무모한 짓을 한다(실제로는 땀을 빼도 술이 깨지 않는다).

사실 필자는 11월 말의 어느 추운 날 '생명의 위협'을 느낀 적이 있다. 평소대로 취한 상태에서 목욕을 한 것이다. 취하긴 했지만 앞뒤 분간을 못 할 정도는 아니었다. 기억과 의식이 모두 멀쩡한 상태였고, 차가운 몸을 녹이고 싶어서 집에 오자마자 44℃의 열탕에 몸을 담갔다.

뭔가 이상함을 느낀 것은 욕조에 몸을 담근 지 5분 정도 지났을 때였다. 머리에 열이 확 오르더니 온몸이 심장처럼 느껴질 정도로 가슴이 심하게 두근거렸다. 서둘러 욕조에서 나오려고 일어선 순간 이번에는 머리가 핑 돌았다. 물을 마시고 잠시 앉은 상태에서 쉬었더니 이내 괜찮아졌지만, 그때는 인생이 그대로 끝날 수 있다는 생각에 당황했다. 흔히 말하는 '히트 쇼크(heat shock)'였다.

음주 상태에서의 목욕은 좋지 않다고 알려져 있다. 그것을 알면서도 그동안 사고로 이어진 적이 없었기 때문에 이런 무모한 행동을 일상처럼 반복했다. 하지만 그 일이 있은 후로 다시는 그러지 말아야겠다고 다짐했다. 그때 일에 너무 놀라서 한동안은 술을 마실 수 없었을 정도였다.

음주 후의 목욕은 왜 위험할까? 그리고 필자가 체험한 심한 가슴 두근거림과 현기증의 원인은 무엇이었을까?《고혈압 없이 사는 법》의 저자이자 '히트 쇼크'에 정통한 요코하마산재병원의 원장 우메무라 사토시 씨에게 물어보았다.

'히트 쇼크'의 주범은 '급격한 혈압의 변화'

"히트 쇼크는 급격한 온도 변화로 몸에 손상을 입는 것이며, '혈압 변화'와 밀접한 관련이 있습니다. 특히 추운 계절이나 음주 후에 목욕

목욕 전후의 혈압 변화

따뜻한 방에서 추운 탈의실로 간다	혈압이 올라간다↑
욕조에 몸을 담그면 교감신경이 긴장하고 혈관이 수축된다	**혈압이 더욱 올라간다↑**
욕조에 앉아 몸을 덥힌다	혈압이 내려간다↓
욕조에서 나와 추운 탈의실로 간다	혈압이 올라간다↑
옷을 입고 따뜻한 방으로 돌아간다	혈압이 서서히 내려간다↓

을 하면 혈압의 변화가 심해져서 매우 위험합니다."

히트 쇼크의 원인이 '혈압의 변화'였다니! 혈압이 급격하게 변하면 확실히 몸에 무리가 되는 것 같다. 그렇다면 음주 후 목욕이 혈압에 구체적으로 어떤 영향을 미치는 걸까.

우메무라 씨에 따르면, 혈압은 기본적으로 기온에 따라 변한다. 기온이 높으면 떨어지고, 추우면 올라가게 되어 있는 것이다.

"우리 몸은 기온이 낮으면 '체온이 떨어지지 않도록' 혈관을 수축시키기 때문에 혈압이 올라갑니다. 반대로 기온이 높으면 열을 방출해서 체온을 떨어뜨리려고 혈관이 확장되면서 혈압이 내려갑니다. 그래서 여름에는 혈압이 낮아지고, 겨울에는 혈압이 높아지는 거죠."

목욕할 때 혈압이 변하는 이유는 뭘까. 우메무라 씨에게 설명을 부탁했다.

그의 말대로 추운 날씨에 목욕을 하면 기온 차에 의한 혈압의 변화가 격렬해진다. 이것이 히트 쇼크로 이어지는 것이다. 다음 그래프는

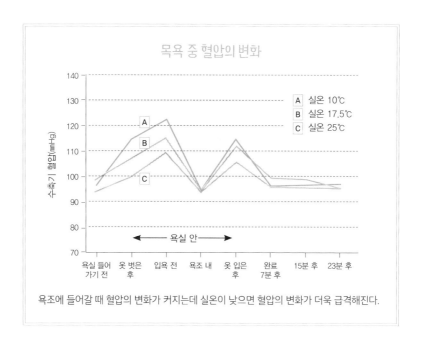

목욕 중 혈압의 변화

A 실온 10℃
B 실온 17.5℃
C 실온 25℃

수축기 혈압(㎜Hg)

욕실 안

욕실 들어 가기 전 | 옷 벗은 후 | 입욕 전 | 욕조 내 | 옷 입은 후 | 완료 7분 후 | 15분 후 | 23분 후

욕조에 들어갈 때 혈압의 변화가 커지는데 실온이 낮으면 혈압의 변화가 더욱 급격해진다.

실제로 목욕 중에 계측한 혈압의 변화이다. 실온이 낮을수록 변화가 심해지는 것을 알 수 있다.

"급격한 혈압의 변화는 몸에 큰 부담을 줍니다. 겨울철의 목욕은 혈압의 변화가 커서 부담이 더욱 크죠. 특히 고혈압이 있는 고령자는 동맥경화가 진행 중이라 혈관이 약합니다. 그로 인해 급격한 혈압 변동에 대응하지 못해서 심근경색이나 뇌경색, 뇌출혈 등으로 심각한 상황에 처할 위험성이 높습니다. 고령자는 자세 변화(누운 자세, 앉은 자세, 선 자세 등)에 맞게 일정한 혈압을 유지하는 능력이 약합니다. 그래서 욕조에서 일어났을 때 피가 충분히 돌지 않아 쓰러질 확률도 높죠."

알코올은 일시적으로 혈압을 떨어뜨린다

실온과 욕실의 온도 차가 큰 겨울철의 목욕이 얼마나 몸에 부담을 주는지 이해했으리라 믿는다. 그런데 이것은 알코올을 마시지 않았을 때의 이야기이다. 알코올을 마시고 목욕하면 얼마나 더 위험할까?

"음주는 '일시적'으로 혈압을 떨어뜨립니다. 알코올을 마시면 알코올의 대사 물질인 아세트알데히드의 혈중 농도가 오르고 혈관이 확장되어 혈압이 떨어집니다. 혈압이 떨어지면 혈압을 유지하기 위해 교감

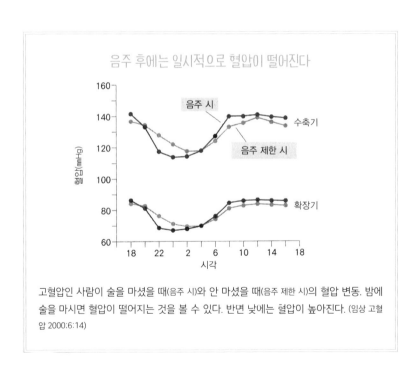

고혈압인 사람이 술을 마셨을 때(음주 시)와 안 마셨을 때(음주 제한 시)의 혈압 변동. 밤에 술을 마시면 혈압이 떨어지는 것을 볼 수 있다. 반면 낮에는 혈압이 높아진다. (임상 고혈압 2000;6:14)

신경계가 활성화되면서 맥박이 빨라집니다.

술을 마시면 평소보다 혈압이 떨어집니다. 따라서 음주 후의 목욕은 혈압의 변동 폭이 더욱 커질 위험성이 있습니다. 그래서 '음주 후'+'겨울철' 조합은 더욱 위험하죠. 또한 술을 마시면 의식이 몽롱해져서 위기 관리 능력이 떨어지므로 더욱 위험해집니다."

의학적인 설명을 듣고서야, 필자가 체험한 히트 쇼크의 원인이 이해되었다. 술을 마시고 일시적으로 혈압이 떨어진 상태에서 따뜻한 방에 있다가, 난방이 되지 않는 탈의실에서 옷을 갈아입은 후, 갑자기 44℃의 뜨거운 욕조로 들어갔다. 이런 과정에서 혈압이 낮아졌다가 급상승했다가, 욕조에 앉아 있는 동안 다시 급격하게 떨어졌을 것이다. 그 상태에서 갑자기 일어났으니 심한 현기증이 일어난 것이다. 나는 운 좋게 익사까지 가지 않았고, 또 넘어져서 다치지도 않았다.

우메무라 씨는 "나이가 조금 더 많았다면 의식을 잃고, 그대로 쓰러져 익사했을지도 모릅니다"라고 말한다. 상상만 해도 끔찍하다.

습관적으로 마시는 사람일수록 혈압이 높아진다

우메무라 씨는 특히 필자처럼 매일 술을 마시는 사람은 주의가 필요하며 '정기적으로 혈압을 체크'하는 것이 좋다고 한다.

"알코올과 혈압은 밀접한 관련이 있어서, 습관적으로 마시는 사람일수록 혈압이 높은 경우가 많습니다. 1일 알코올 섭취량이 많을수록 혈압이 높아집니다. 인종과 주류에 관계없이 모두에게 해당되는 사항이죠."

　조금 전 술을 마신 후 혈압이 떨어진다고 설명한 것은 음주 직후의 일시적인 현상이다. 매일 다량의 술을 마시면 고혈압이 지속되면서 혈관계 질환의 원인이 될 가능성이 높아진다.

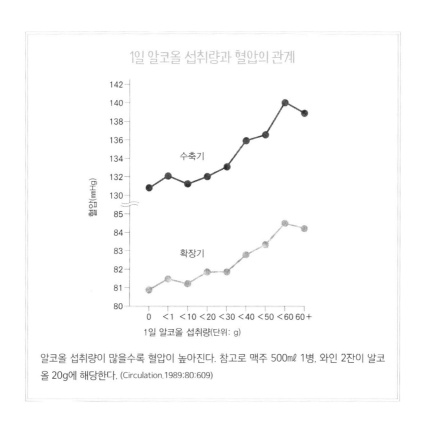

알코올 섭취량이 많을수록 혈압이 높아진다. 참고로 맥주 500㎖ 1병, 와인 2잔이 알코올 20g에 해당한다. (Circulation.1989:80:609)

이어서 우메무라 씨는 "현재 일본인 4,300만 명이 고혈압이라고 합니다. 원래 혈압은 나이를 먹을수록 높아지기 마련입니다만, 업무상 스트레스가 많은 50대 남성에게 유독 고혈압이 많습니다. 고혈압이 없어도 술을 매일 마시면 향후 고혈압이 될 가능성이 높아지는 것은 당연하죠."

생각해보면 내 주위의 애주가들은 대부분 고혈압 증상이 있다. 음주량이 많을수록 그 정도가 심하고, 또 50세가 넘어가면 확연히 높아진다는 설명이다.

음주 후, 특히 겨울철에 하는 목욕의 위험성에 대해 설명했는데 '그래도 욕조에서 하루의 피로를 푸는 즐거움'은 포기할 수 없다는 사람이 많을 것이다. 뭔가 좋은 방법은 없을까?

"마음은 이해하지만 목욕은 알코올의 대사가 완전히 끝나서 몸에 아무런 영향을 미치지 않을 때 하는 게 좋습니다. 체중 60㎏의 성인 남성은 1단위(순수 알코올 20g=맥주 500㎖ 1병)의 알코올이 체내에서 사라지는 데 약 3~4시간이 걸린다고 합니다.

알코올의 대사 능력은 사람마다 다르기 때문에 어디까지나 기준으로 제시하는 것입니다만, 음주 후 최소 3~4시간은 있다가 하세요. 술을 마셨을 때 얼굴이 붉어지는 사람은 그만큼 알코올 대사 능력이 약하다는 뜻이니 그보다 더 있다가 하는 것이 좋습니다. 많이 마시면 당연히 몸속에 알코올이 머무는 시간도 길어지기 때문에 주의해야 합니다."

우메무라 씨는 목욕까지 충분한 시간을 두되, 다음과 같은 4가지 주의 사항을 명심하라고 한다.

목욕 시 주의 사항 4가지

1. 온도 차 완화를 위해 목욕 전에 탈의실과 욕실을 따뜻하게 한다. 욕조에 물을 받을 때 샤워기를 사용하면 수증기로 실온을 높일 수 있어 일석이조이다.

2. 물은 41℃ 이하로 미지근하게 유지하고, 욕조에 들어가면 10분 내로 나온다. 목욕을 너무 오래 하지 않는다. 반신욕은 심장에 큰 부담을 주지는 않지만, 너무 오래 하면 영향을 미칠 수도 있다.

3. 욕조에서 나올 때 갑자기 일어서지 않는다. 현기증을 예방할 수 있다.

4. 가족이 있다면 목욕 사실을 알리고 너무 오래 안 오면 확인해달라고 부탁한다. 공중목욕탕에서는 사고 시 빨리 발견되기 때문에 심정지에 이르는 경우가 적다는 보고가 있다.

또한 음주 후 목욕을 하다가 큰일 날 뻔했었다는 필자에게 한 가지 방법을 제안했다. 다름 아닌 '샤워'이다. 히트 쇼크의 위험성은 '미지근한 샤워'로 충분히 방지할 수 있다고 한다.

"미지근한 샤워는 욕조에 몸을 담그는 것보다 부담이 훨씬 적습니다. 만에 하나 쓰러지는 일이 생겨도 익사를 방지할 수 있죠. 정신을 잃고 쓰러졌을 때 가장 무서운 게 익사입니다. 일본은 욕조에 몸을 담그는 문화가 있어서 다른 나라에 비해 욕조에서 익사하는 사고가 압도적으로 많습니다."

'땀을 빼서 알코올을 배출한다'라고 굳게 믿었던 나머지 목욕 외에 샤워를 생각하지 못했다. 만약 쓰러져도 타박상 정도로 끝날 뿐, 사망에 이를 가능성은 욕조에 들어가는 것보다 훨씬 낮을 것 같다. 앞으로 술 마신 날은 샤워를 하자. 이때도 탈의실과 욕실의 온도 차를 가능한 한 좁혀야 하며, 샤워할 때 물 온도도 미지근 상태로 하는 게 좋다.

겨울철 음주 후의 목욕은 각별히 주의해야 한다는 것을 이해했다. 개인적으로는 조금 불만스럽지만 술을 마신 날은 샤워를 하자. 그런데 히트 쇼크와 음주의 관계에 대한 내용 중 습관적인 음주가 고혈압을 야기할 수 있다는 설명은 뜻밖이었다. 역시 상습적인 과음은 해롭다. '적당량'(순수 알코올 환산으로 20g=사케 1홉)을 지키는 것이 건강을 지키는 지름길이다.

또 한 가지, 음주 후에 피해야 할 것은 사우나이다. 사우나에 가서 술을 깬다거나 땀을 뺀다는 사람이 많은데, 사우나를 하면 체내의 '수분'을 잃게 된다. 술을 안 마셨을 때도 사우나를 하면 반드시 수분을 보충해야 한다. 음주 후에는 탈수가 쉽게 오며, 사우나를 하면 더 심해져서 위험한 상황에 처할 수 있다. 또한 음주나 목욕 후 바로 자면 심한 탈수로 심근경색이나 뇌경색이 올 수 있으며, 특히 동맥경화가 있는 사람은 더욱 주의해야 한다.

50세부터는 수시로 혈압을 재서 변화를 체크하는 것도 중요하다. 혹시 혈압 수치가 높게 나오면 주량을 제한하자. 자기의 몸은 결국 자기가 지키는 수밖에 없다.

술을 매일 마시는
당신은 알코올 의존증?

어드바이스 가키부치 요이치
나리마스후생병원 도쿄알코올의료종합센터 센터장

늘어나는 주량을 절제하지 못해 고민하는 사람들

애주가로서 술 때문에 걱정되는 것을 꼽으라면 과음으로 인한 간 기능 저하, 비만, 통풍부터 기억 장애, 건망증까지 일일이 다 열거할 수 없다. 그중에서도 일반인이 마시는 양의 몇 배를 마시는 주당들이 가장 걱정하는 질환은 '알코올 의존증(통칭 알코올중독)'이 아닐까 싶다.

알코올 의존증은 허구한 날 말술을 마시는 사람이나 걸리는 거라고 생각하는 사람이 많다. 그러나 자주 많이 마시는 애주가들에게는 결코 먼 이야기가 아니다.

부끄럽지만 필자도 예외는 아니라서 '어쩌면 알코올 의존증일 수도 있겠다'라는 생각이 들 때가 많다.

쉬는 날에는 '나에게 주는 선물'이라는 명목으로 점심 식사에 스파클링 와인을 마시고, 평일에도 5시쯤 되면 저녁 준비를 하면서 맥주 캔을 딴다. 나에게는 평범한 일들이지만 술을 안 마시는 친구들은 "그렇게 마셔도 돼?" 하고 걱정스러운 표정으로 쳐다본다. 그때야 비로소 점심에도 마시고 저녁 준비를 하면서도 마시는 것은 일반적이지 않다는 사실을 깨달았다.

주량은 젊었을 때보다 줄었지만, 그래도 저녁이 되면 나도 모르게 술을 준비하고 있다. 이 나이 먹고도 기억을 잃을 만큼 폭음할 때가 있으니, 역시 나는 알코올 의존증에 한 걸음씩 다가가고 있는 걸까?

실제로 알코올 의존증으로 일찍 세상을 떠난 분들이 주변에 있었기 때문에 이런 걱정을 하는 게 아닌가 싶다. 한 분은 식도암 수술을 한 후 요양 중이었는데도 대낮부터 위스키 온더록스를 물처럼 마셨다. 사랑하는 아내가 아무리 주의를 줘도 술을 끊지 못하다가 50세를 넘기자마자 돌아가셨다.

극단적인 사례를 예로 들었지만, 계속해서 늘어나는 주량을 절제하지 못해 고민하는 사람이 실로 적지 않을 것이다. 더구나 주당이라면 누구나 이 문제에 불안감을 느끼지 않을까. 이를 해소하기 위해 나리마스후생병원 도쿄알코올의료종합센터장 가키부치 요이치 씨에게 알코올 의존증의 무서움과 그 기준에 대해 물어보았다.

먼저 현 실태부터 확인했다. 현재 알코올 중독자는 몇 명일까?

"2013년 후생노동성 연구반의 조사에 따르면 109만 명으로 추산됩니다. 그리고 예비군이라 할 수 있는 다량 음주자(고위험군)는 980만 명으로 추산됩니다."

정말 깜짝 놀랐다. 의존증이 109만 명이나 되는 것도 놀랍지만, 고위험군에 해당하는 다량 음주자가 1,000만 명에 달한다는 것이다. 하루 평균 음주량이 순수 알코올 환산으로 60g 이상인 사람을 '고위험군 음주자'로 판단한 수치라고 한다.

요즘은 여성 알코올 의존증 환자도 늘고 있다는 가키부치 씨의 말에 필자도 해당되나 싶어 더욱 불안하다.

109만 명이나 겪고 있는 알코올 의존증은 대체 어떤 상태를 말하는 걸까. 가키부치 씨는 다음과 같이 설명한다.

"단순히 음주량만 가지고 '여기부터는 의존증'이라는 식으로 정의하지는 않습니다. 명확한 경계가 있는 게 아니라 본인의 생활 환경에 따라 바뀌기도 하거든요. 음주량 자체보다는 술을 마신 후 신체 질환, 정신 질환, 폭력, 가정불화, 무단결근 등 다양한 문제를 일으켜 의사, 상사, 가족 등에게 주의를 받는 상태에서도 절주나 금주를 못한 채 지속적으로 문제를 일으키면 신중하게 판단해 알코올 의존증으로 진단합니다."

가키부치 씨에 따르면, 알코올 의존증을 진단할 때 WHO(세계보건기구)에서 만든 'ICD-10'(국제 질병 분류 10차 개정판)을 가이드라인으로 사용한다.

구체적으로는 '술에 대한 강한 욕망과 강박이 있다', '음주의 시작과 끝, 또는 음주량을 통제하지 못한다', '금주나 절주를 하면 금단 증상이 나타난다', '해로운 결과가 나타날 것을 알면서도 마신다' 등의 6가지 항목이 있다. 여기서 과거 1년 동안 3항목 이상이 동시에 한 달 이상 계속됐거나 반복된 경우 의존증으로 진단한다.

가키부치 씨는 실제로는 본인과 가족, 주위 사람에게 음주로 인해 발생한 문제점들을 듣고 나서 단계적으로 진단한다고 한다. 그중에는 문제가 이미 심각해서 진단 기준으로 판단할 것도 없이 의존증이 확실한 케이스도 적지 않다고 한다.

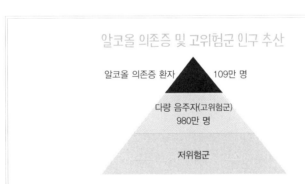

알코올 의존증 및 고위험군 인구 추산

알코올 의존증 환자　109만 명

다량 음주자(고위험군)
980만 명

저위험군

2013년의 후생노동성 연구반의 조사에 따른 추산. 알코올 의존증 환자 수는 'ICD-10' 의 진단 기준에 따른 것. 고위험군인 다량 음주자는 순수 알코올 환산으로 1일 기준 60g 이상 마시는 사람.

"부부가 같이 오는 경우가 많은데요, 아내가 술을 끊지 못하는 남편에게 '나랑 술이랑 뭐가 더 중요해?' 하고 물으면 술이라고 답하는 분도 있습니다. 이쯤 되면 서둘러 입원해야 하는 수준의 알코올 의존증으로 볼 수 있습니다. 예상대로 이런 경우는 대부분 이혼으로 이어집니다. 실제로 배우자가 알코올 의존증일 경우 이혼율이 높다고 알려져 있습니다."

아내 대신 술을 택한다……. 의사가 아닌 내가 생각하기에도 그 정도면 알코올 의존증 같다. 가키부치 씨에 따르면, 이혼으로 가족이 뿔뿔이 흩어져도 술을 끊지 못해서 회사에서도 해고되고, 돈벌이를 못해 생활보호대상자가 된 이후로도 포기하지 못해서 고독사하는 사람도 있다.

1일 알코올 섭취량 60g을 넘기면 알코올 의존증 고위험군

그렇다면 알코올 의존증 고위험군에 들어가는 사람들은 누구일까.

"매일같이 과음해서 간 기능 수치(감마-GTP)가 높고, 그것 때문에 회사 건강 검진에서 재검에 걸려 일시적으로 금주를 하지만 감마-GTP 수치가 떨어지면 다시 음주량이 늘어나는 분들입니다. 몇 년째 알코올성 간염을 앓고 있어도 일하는 데 지장이 없고, 가정에도 충실해서 눈에 띄는 문제는 일어나지 않는 상태일 뿐이지요.

알코올 의존증 일보 직전이지만 당장 술을 끊어야 하는 분들은 아닙니다. 하지만 주량을 줄이기 위한 전문적인 상담은 받아야 합니다."

추계 980만 명이라는 인구수에서 알 수 있듯이, 성인으로만 범위를 좁히면 고위험군은 결코 남의 일로만 치부할 일이 아니다. 가키부치 씨는 일반 회사원 중에도 많다고 한다. 또한 1일 알코올 섭취량을 기준으로 60g을 매일 마시면 고위험군에 해당한다고 설명한다.

"일반적인 음주 적당량이 약 20g(사케 1홉, 맥주 500㎖ 1병)이라는 것을 아는 분도 계실 거예요. 이것은 저위험군에 해당하는 양입니다. 주량이 증가할 때마다 위험도는 올라가는데, 특히 60g이 넘으면 문제가 발생하기 때문에 진지하게 절주를 고려해봐야 합니다. 전문가들끼리도 '60g의 벽'이라는 말을 합니다. 60g이 넘으면 반드시 문제가 생기거든요."

순수 알코올 60g을 환산하면 사케 3홉에 해당한다. 주당이라면 가볍게 마실 수 있는 양이다. 당장은 술 때문에 생기는 생활상의 문제나 건강 문제가 없어도 멀리 보면 알코올 의존증에 걸릴 위험이 높은 '알코올 의존증 예비군'인 것이다.

참고로 일반 직장인 중에도 감마-GTP 수치가 300이 넘는 경우가 많다고 한다.

"학회에서 발표됐던 어느 대기업 건강관리실의 이야기입니다. 이 기업은 직장인 건강 검진에서 감마-GTP 수치가 300 이상인 직원들을 불러 상담을 할 계획이었는데, 진단 결과 계획한 시간 내에 모두 상담할 수 없을 정도로 대상자가 많아서 기준을 500 이상으로 변경했다고 합니다. 감마-GTP 수치 200 이상은 고도 상승, 500 이상은 초고도 상승으로 분류됩니다. 평범한 직장인 중에도 적지 않은 예비군이 있다는 것을 알 수 있는 결과죠."

알코올 의존증으로 입원하는 환자 중에는 감마-GTP 수치가 4,000이나 되는 사람도 드물지 않다고 한다.

음주 상황을 기록해서 알코올 의존증을 치료

알코올 의존증 예비군에 해당하는 사람들은 음주량을 줄여 저위험군에 들 수 있도록 관리해야 한다. 구체적으로 어떻게 하면 될까.

가키부치 씨가 추천하는 방법은 '음주량의 가시화'이다.

"기록을 통해 '자신의 음주량을 가시화'하는 것이 포인트입니다. 다음 5가지 항목을 표로 만들고 매일 기록하는 거죠. ①목표 음주량, ②주종과 주량, ③목표 달성 여부(○×로 표시), ④휴간일(연속 이틀) 유무, ⑤운동 유무입니다.

또한 주위에 이 사실을 공표하는 것이 중요합니다. 그렇게 하면 아무래도 금방 포기하지 않게 되죠. 이 표를 다른 가족과 함께 체크하는 것도 효과적이고요. 정기 검진 때마다 감마-GTP 수치를 적어두는 것도 좋습니다."

가키부치 씨는 이 목표를 달성해서 궁극적으로 이루고자 하는 것을 설정하는 것도 중요하다고 한다. 감마-GTP 수치의 개선, 부부 관계 회복 등 자신에게 포상이 될 만한 목표를 설정하는 것이다.

음주량은 어느 정도로 설정하는 것이 적당할까.

가키부치 씨는 '무리한 목표 설정은 실패의 근원'이라고 말한다. 실제로 날마다 60g 이상 마시던 사람이 갑자기 20g으로 줄이는 것은 무리가 있다. 우선은 40g으로 해보고 가능하면 30g으로 조금씩 줄이는 것이 현실적이다.

"다이어트처럼 음주량을 레코딩(기록)함으로써 자신의 알코올 섭취 실태가 여실히 드러나죠. 그리고 가족들의 응원도 얻을 수 있습니다. 음주 상황을 꾸준히 기록해서 건강을 되찾은 분이 많습니다."

그는 알코올 의존증 환자 중에는 "고집스러워서 남의 말을 안 듣는 분이 많습니다. 그렇지 않다면 병원에 오기 전에 벌써 주위 사람들의 충고로 금주나 절주에 성공했을 테니까요"라고 덧붙인다. 그러나 자신이 노력한 만큼 긍정적인 결과가 숫자로 증명된다면 아무리 지독한 고집쟁이라도 실천해보고 싶은 마음이 들지 않을까? 필자도 이 방법은 꾸준히 할 수 있을 것 같다.

알코올 의존증이나 예비군이 되고 싶지 않다면 또 어떤 점에 주의해야 할까?

"음주 습관은 뭔가 이벤트가 있을 때 마시는 '기회 음주', 이벤트가 없어도 마시는 '습관 음주', 그리고 시도 때도 없이 마시는 '강박 음주'로 진행됩니다.

'기회 음주'까지는 저위험군에 해당되고, 저녁 반주는 '습관 음주'로 들어갑니다. 음주량이 상당한데 문제를 일으키지는 않지만 안 마시면 왠지 부족함이 느껴지는 경우, 말하자면 중간 위험군이죠. 그러다 외로움, 휴일, 불면증 등의 이유로 음주량과 음주 횟수가 늘면 고위험군으로 들어가 돌이키기 어려워집니다."

필자는 휴일이라는 핑계로 대낮부터 술 마시는 버릇부터 고쳐야겠다…….

평소 과음한다는 자각이 있다면 음주 습관을 기록해서 실태를 정확히 파악해 단계적으로 주량을 줄여보자. 고독사로 인생을 끝내고 싶지 않다면 말이다.

애주가를 위한
'술의 결정판'

감수자
간 질환 전문의 아사베 신이치

여러 전문가에게 올바른 음주법 등을 취재한 내용

이 책은 여러 전문가를 꼼꼼히 취재해 음주와 건강에 관한 최신 의학 정보를 폭넓게 망라한 '술의 결정판'이라고 할 수 있다.

술과 관련해 조금만 검색해보면 알겠지만, 인터넷에는 출처를 알 수 없는 불확실한 정보도 많고 보조제 광고도 엄청 많다. 그야말로 옥석이 뒤섞여 있어서 무엇이 옳고 그른지 판단하기 어렵다. 이 책은 음주와 건강에 대해 제대로 된 정보를 얻을 수 있도록 정확하고 알찬 구성으로 출판되었기에 더욱 귀하다.

경제의 성장과 함께 음주량이 꾸준히 증가했으나, 1990년대 이후 주춤하다가 2000년경부터는 성인 1인당 소비량이 감소 경향을 나타내고 있다. 여성의 음주는 여전히 증가 추세지만 남성, 특히 젊은 남성 세대는 음주 습관 자체가 크게 바뀌었다. 그 배경에는 인터넷 보급으로 인한 오락과 소통 수단의 다양화, 건강 의식의 변화, 오랜 관습이었던 '직장 내 회식'의 감소 등 다양한 요인이 있다.

이 책은 여러 전문가에게 음주와 질병의 연관성, 음주의 순기능, 몸에 부담이 적은 음주법 등을 취재한 내용이다. 의사 입장에서 전체적인 내용을 봤을 때 '음주는 만병의 근원'이라는 점을 새삼 깨닫게 된다. 그 대부분은 대규모 집단을 대상으로 관찰, 연구해 증명된 내용이기 때문에 과학적으로 신빙성이 높다고 볼 수 있다.

반면 음주의 순기능에 대해서는 세포 실험이나 소규모 집단의 연구 결과가 눈에 띄는데, 거의가 '건강에 좋을 가능성이 있지만' 아직 '논란이 있는' 단계이기 때문에 의학적 근거가 다소 약하다.

'J커브' 현상이 널리 알려지면서 소량의 음주는 심혈관계 질환의 위험성을 떨어뜨린다는 것이 기정사실처럼 말해지지만, 전체적으로 보면 음주는 해로운 것이 맞다고 인정해야 한다. 아울러 적당한 1일 음주량은 에탄올 환산으로 20g 정도(맥주 500㎖ 1병, 사케 1홉 정도)이다.

우리 주당들에게는 상당히 가혹한 기준이다. 그러나 건강을 고려한다면 음주량은 적을수록 좋다는 것이 의사로서 내릴 수 있는 결론이다.

'술을 마실 수 있는 즐거움'을 소중히 여기자!

한편 음주가 몸에 미치는 영향은 개인차가 크다. 알코올을 대사하는 효소 등 유전자에 따라 차이가 있고 몸집, 성별, 연령 등의 요인이 영향을 미치기 때문에 일률적인 기준으로 판단하기는 어렵다.

또한 우리의 일상생활은 수많은 리스크를 동반한다. 모든 리스크를 배제하고 조금이라도 더 오래 살고 싶어 하는 '제로리스크주의자'에게는 음주를 권할 수 없다. 그러나 대개는 일정한 리스크를 감수하며 여러 형태의 즐거움을 찾아가며 생활한다. 지나치게 큰 리스크만 조심하면 되는 것이다.

이 책은 '술'이라는 건강 리스크를 선택해서, 그 즐거움을 누리고 싶은 사람에게는 그 위험이 얼마큼 허락되는지 판단하는 데 참고가 될 것이다. 모든 사람이 제로리스크를 추구하며 살 필요는 없다. 또한 '건강 리스크'를 감수한다는 것은 스스로의 건강을 항상 의식한다는 뜻이기도 하다.

이 책에서 전문가들이 지적하는 내용들은 우리가 대부분 알고 있는 것이다. 영양소를 골고루 섭취하는 식사, 염분 제한, 수분 보충, 칼로리 초과나 비만 주의, 규칙적인 운동, 흡연으로 인한 더블 리스크 방지, 자신의 주량에 맞는 음주, 휴간일을 통한 알코올 의존증 예방 등이다.

그렇게 했는데도 간 기능 수치가 안 좋아지면 술을 줄이거나 끊을 수밖에 없다. 위에 열거한 내용을 조금씩이나마 실천한다면 애주가들도 건강을 지킬 수 있지 않을까 싶다.

건강할 때 '술을 마실 수 있는 즐거움'을 소중히 여기자.

마쓰시마 마사시

도카이대학 의학부 내과학계 소화기내과학 교수.

1985년 도쿄대학 의학부 졸업. 공립쇼와병원 소화기내과 시니어레지던트, 도쿄대학 의학부 제1내과 조수(석사 과정 수료자로서 연구 보조나 사무를 담당하는 직위–옮긴이) 등을 거친 후 1996년 미국 미시간대학 연구원으로 일했다.

귀국 후 도쿄대학 소화기내과 강사, 준교수 등을 거쳐 도쿄대학 의학부 부속도쿄병원 부원장, 소화기간센터장을 맡았다. 2013년 소화기내과 교수, 2014년 부속도쿄병원 병원장을 지냈으며 2016년부터 도카이대학 의학부 부속병원에 몸담고 있다.

아사베 신이치

지치의과대학 부속의료센터 소화기내과 전 준교수.

1990년 도쿄대학 의학부 졸업 후 도쿄대학 부속병원, 도라노몬병원 소화기과 등에 근무했다. 국립암센터연구소에서 간염 바이러스를 연구하고 지치의과대학에서 일하다가, 간염 면역 연구를 위해 미국 샌디에이고의 스크립스연구소로 유학을 떠났다. 2010년 귀국해 지치의과대학 부속 사이타마의료센터 소화기내과에서 근무했다(현재는 애브비합동회사 소속). 전문 분야는 간 질환 역학, 바이러스학이며 좋아하는 술은 와인, 사케, 맥주이다.

다키자와 유키오

아키타대학 명예교수.

1932년 나가노현 출생. 1962년 니가타대학대학원 의학연구과 졸업. 1964년 동 대학 의학부 조교수, 1973년 아키타대학 의학부 교수를 역임. 1995년 국립미나마타병종합연구센터 소장, 동 센터 고문, 아키타대학 명예교수를 지냈다. 오랫동안 사케와 건강의 관계를 연구했으며, 저서로는 《1일 2홉 사케 생생 건강법》 외 다수가 있다.

가키기 류스케

자연과학연구기구 생리학연구소 교수.

1978년 규슈대학 의학부 졸업 후, 동 대학 의학부 부속병원(내과, 신경내과), 사가의과대학 내과에서 근무했다. 1985~87년 런던대학교 의학부에서 유학 후 사가의과대학을 거쳐, 1993년부터 오카자키 국립공동연구기구(현 자연과학연구기구) 생리학연구소 교수로 재직 중이다.

구스야마 도시유키

도쿄보이스클리닉, 시나가와이비인후과 원장.

게이오기주쿠대학 의학부 졸업. 게이오기주쿠대학 의학부 이비인후과학교실, 국제의료복지대학 도쿄보이스센터 부소장을 거쳐 2010년 도쿄보이스클리닉 시나가와이비인후과를 개업했다. 일본이비인후과학회 인정 전문의이며, 일본기관식도과학회 전문 의사이다. 일본음성언어의학회 평의원, 동일본음성외과연구회 운영위원으로 사무국에 소속되어 있으며, 국립음악대학 음악학부 비상근 강사(목소리 과학)로 재직 중이다.

하야시 마쓰히코

게이오기주쿠대학병원 혈액투석센터장 교수.

1977년 게이오기주쿠대학 의학부 졸업 후, 시카고대학 의학부 내과 연구원 등을 거쳐 1991년 게이오기주쿠대학병원 내과(신장·내분비·대사과) 외래의료장, 2001년 동 진료부 부장을 거쳐 2009년 중앙투석실 진료부장 및 동 대학 교수가 되어 현재에 이른다. 일본내과학회 종합내과 전문의, 일본신장학회 신장 전문의·지도의, 일본투석의학회 전문의·지도의, 일본1차치료연합학회 인정의·지도의로 일하고 있다.

하야시 히로유키

시부야DS클리닉 시부야원 원장. 의학박사.

도쿄지케이의과대학 졸업. 도쿄후생연금병원 형성외과의장 등을 거쳐 2005년 다이어트 전문 병원인 '시부야DS클리닉'을 개원했다. 현재 병원 원장으로 일하고 있으며, 다이어트 전문의로서 의학적 근거를 바탕으로 요요 현상 없는 올바른 다이어트 방법을 전파하는 데 힘쓰고 있다.

쓰가네 쇼이치로

국립암연구센터 사회와건강연구센터 센터장, 의학박사.

1981년 게이오기주쿠대학 의학부를 졸업했고, 동 대학원 의학연구과에서 공중위생학을 전공했다. 일본인의 식사, 음주, 흡연 등의 생활 습관과 암 발병의 상관관계를 장기간에 걸쳐 조사, 연구하는 다목적 코호트 연구의 주임 연구자이다. 저서로는 《과학적 근거에 기초한 최신 암 예방법》 등이 있다.

히구치 스스무

독립행정법인 국립병원기구 구리하마의료센터 원장.

1979년 도호쿠대학 의학부 졸업. 야마가타현 나가이시립종합병원을 거쳐 게이오기주쿠대학 의학부 신경정신과학교실에 들어갔다. 1982년 국립요양소 구리하마병원(현 국립병원기구 구리하마의료센터)에 근무했으며, 1987년 동 병원의 정신과 의장을 지냈다. 1988년 미국 국립위생연구소(NIH)에서 유학했다. 1997년 국립요양소 구리하마병원 임상연구부장, 부원장을 거쳐 2012년부터 현직에 이른다. 일본알코올관련문제학회 이사장, WHO연구·연수협력센터장, WHO전문가자문위원(약물의존 알코올문제 담당)으로 있으며, 국제알코올의학생물학회(ISBRA) 전 이사장으로 활동했다.

가키부치 요이치

나리마스후생병원 도쿄알코올의료종합센터 센터장.

1990년 쓰쿠바대학대학원 의학전문학교 졸업 후 의학박사 학위를 취득했다. 동 대학 부속병원에서 연수 후 2002년부터 나리마스후생병원에서 근무했다. 임상 업무뿐 아니라 일본정신과간호기술협회, 지역보건소, 셀프케어그룹 등에서 강사로도 활동 중이다. 《셀프케어 시리즈 – 알코올 올바르게 즐기는 법》 등을 감수했다. 간토알코올관련문제학회 이사, 알코올건강장애대책기본법추진네트워크 부대표로 있다.

오코시 히로후미

도항의학센터 니시신바시클리닉 이사장.

1981년 도쿄지케이의과대학 졸업. 연수 후, 도쿄지케이의과대학 제1내과 조수로 일했으며, 워싱턴대학 의과대학 펠로우, 일본항공 건강관리실 수석의사 등을 거쳐 2008년부터 현직에 이른다. 교도통신, 퍼스트리테일링 산업의, 일본여행의학회 이사, 일본우주항공환경의학회 평의원, JAXA인간대상의연구개발윤리위원회 위원, 일본산업위생학회 대의원, NPO 헬스투어리즘진흥기구 감사, 도쿄지케이의과대학 비상근 강사로 일하고 있다.

후루카와 나오히로

가와사키의료복지대학 의료기술학부 임상영양학과 교수.

1979년 가와사키의과대학 조수, 1997년 동 대학 강사를 거쳐 2007년부터 현직에 이른다. 전문 분야는 '소화관 운동, 소화액 분비의 자율신경성 조절 기구', '구토 유발 신경 기구'이며 현재의 연구 영역은 '소화관 운동 생리학'이다. 일본생리학회(평의원)에 소속되어 있다.

미조우에 데쓰야

국립국제의료연구센터 임상연구센터 역학 · 예방연구부 부장.

1988년 산업의과대학 의학부 졸업. 산업의과대학 산업생태과학연구소 조수, 규슈대학대학원 의학연구원(예방의학) 조교수를 역임했다. 2006년 국립국제의료센터연구소(역학통계연구부) 부장을 지냈으며, 2017년 4월부터 현직에 이른다. 연구 영역은 성인병 역학 연구, 국제학교보건, 산업보건 등이다.

시미즈 교코

도쿄여자의과대학 소화기내과 교수

1984년 도쿄여자의대 소화기내과에 들어간 후, 1991년 미국 로체스터대학에서 유학했고, 2009년부터 현직에 이른다. 췌장 담도 질환, 급성 췌장염, 만성 췌장염, 자가면역성 췌장염, 췌낭포성 질환, 췌장암 진단 및 치료 전문이다. 일본췌장학회(평의원), 일본췌장질환연구재단(이사), 일본소화기질환학회(전문의, 지도의, 재단평의원, 간토지부 평의원)에 소속되어 있다.

나카무라 세이고

쇼와대학 의학부 유선외과 교수, 쇼와대학병원 유방센터장. 동 병원 임상유전의료센터장 겸직.

1982년 지바대학교 의학부 졸업. 같은 해 세이루카국제병원 외과에서 연수를 거쳤고, 1997년 M.D. 앤더슨 암센터 등에서 연수를 받았다. 2005년 6월 세이루카국제병원 유방센터장, 유방외과 부장으로 취임했으며, 2010년 6월부터 현직에 이른다. 일본외과학회 이사, 일본 유방암학회 이사장으로 있다.

호리에 시게오

준텐도대학대학원 의학연구과 비뇨기외과학 교수.

1985년 도쿄대학 의학부 졸업. 미국 텍사스주에서 미국 의사 면허를 취득했다. 귀국 후 국립암연구센터 등에서 근무했으며, 2003년 데이쿄대학 의학부 비뇨기과 주임교수로 취임했다. 2012년부터 준텐도대학대학원 비뇨기외과학 교수, 일본비뇨기과학회 지도의로 있으며, 일본멘즈헬스(MEN'S HEALTH)의학회, 일본안티에이징의학회 이사장을 역임했다. 저서로는 《힘이 불끈 솟는다! 최강의 남성 의료》, 《우울증인 것 같다면 남성 갱년기를 의심하라》 등이 있다.

요시노 가즈에

요시노여성진료소 원장, 산부인과 의사.

1993년 데이쿄대학 의학부 졸업. 1995년 도쿄대학 의학부 산부인과학교실에 들어갔으며 모자애육회애육병원, 나가노적십자병원, 후지에다시립종합병원 등을 거쳐, 2003년 요시노 여성진료소를 개원했다. NPO법인 여성의료네트워크 부이사장, '성과 건강을 생각하는 여성 전문가의 모임' 운영위원으로 있다. NHK의 아침 정보 프로그램 '아사이치'에 갱년기와 여성호르몬 전문가로 출연 중이다.

스미 히로유키

구라시키예술과학대학 명예교수. 의학박사.

1974년 도쿠시마대학 의학부 및 동 대학원 수료. 규슈대 이학부, 시카고 마이클 리스 (Michael Reese)연구소 문부성재외연구원을 거쳐, 1982년 미야자키의과대학 생리학 조교수로 있었으며, 1997년부터 구라시키예술과학대학 생명과학부 교수 및 학과장으로 일했다. 오카야마템페이협회 회장이며 낫토를 중심으로 한 발효식품의 기능성, 전통소주의 성분이 있는 피브린 용해 효소 활성 연구의 일인자로 알려져 있다.

사토 미치카쓰

야마나시대학대학원 와인과학연구센터 객원교수.

도호쿠대학 농학부 졸업 후 메르시앙에 입사했다. 도쿄대학 농학부, 캘리포니아대학 데이비스캠퍼스를 거쳐 메르시앙주류연구소 소장으로 취임했으며, 레드와인의 폴리페놀을 연구 중이다. NEDO 알코올사업본부, 연구개발센터 소장, 야마나시대학대학원 와인과학연구센터, 와인인재평생양성거점 특임교수, 야마나시현 과수시험장 객원연구원 등을 역임했다. 와인과 폴리페놀에 관한 다수의 논문을 발표했다.

와카쓰키 사에코

후쿠미쓰야양조장 점포사업부 부장.

의류 브랜드 숍 매니저를 거쳐, 2004년 'SAKE SHOP 후쿠미쓰야 다마가와점'의 점장으로서 후쿠미쓰야에 입사한다. 2010년 'SAKE SHOP 후쿠미쓰야 도쿄미드타운점'의 점장을 맡았으며, 2014년부터 현직에 이른다.

아노 야스히사

기린 R&D본부 건강기술연구소 연구원.

2012년 도쿄대학대학원 농학생명과학연구과 박사과정 수료. 카망베르 치즈의 치매 예방 효과를 비롯해 각종 식품의 건강 효과를 연구 중이다. 2014년 일본수의학회 수의학 장려상. 2016년 내각부 ImPACT 'Healthcare Brain Challenge' 우수상을 수상했다.

사토 미키

신바시슬립 · 멘털클리닉 원장. 의학박사.

1997년 도쿄지케이의과대학 졸업. 동 대학 정신의학 강좌에 들어간 후, 2003년부터 7년간 동 대학 부속병원 본원정신과 외래로 근무했다. 수면 장애를 중심으로 정신과 전 영역을 진료한다. 전문 분야는 수면학이며 과면증(기면증 등), 불면증, 수면 각성 리듬 장애에 대한 임상실험과 연구에 임했으며, 인지행동 요법을 도입한 불면증 치료법도 연구했다. 2010년 불면증 치료 연구로 박사 학위를 취득했으며, 같은 해 '신바시슬립 · 멘털클리닉'을 개원했다.

이지마 히사시

일반사단법인 지바현약사회 약사정보센터장.

1994년 니혼대학 약학부 졸업. 약사, 약학박사. 지바현약사회 약사정보센터 주임연구원 등을 거쳐, 2007년부터 현직에 이른다. 일본의약품정보학회 이사, 일본약사회 임상 · 역학연구추진위원회 부위원장 등도 맡고 있다. 침구사, 감염성폐기물안전처리추진자 자격증을 보유하고 있다. 지역 의료 연계를 추진하고 의료 품질 향상을 위한 조사와 연구에 임하고 있다. 또한 그 결과에 근거한 대책을 마련하는 데 앞장서고 있다.

야마모토 다쓰오

가나가와치과대학대학원 치의학과 교수.

오카야마대학대학원 치학연구과 수료. 오카야마대학 치학부 예방치과학 조수, 미국 텍사스대학 생물의학연구소 객원연구원, 오카야마대학 치학부 부속병원 강사 등을 거쳐 현직에 이른다. 전문 분야는 사회치과학, 사회역학 · 예방치과학, 구강위생학, 구강보건학이다. 제8회 국제치주병학회 존 오 버틀러 상, 일본구강위생학회 학술상 등을 수상했다.

우메무라 사토시

요코하마산재병원 원장, 요코하마시립대학 명예교수.

1975년 요코하마시립대학 의학부 졸업 후, 미국 클레이튼대학 의학부 고혈압연구소 조교수를 역임했다. 1998년 요코하마시립대학 내과학 제2강좌 교수, 2008년 동 대학 의학부 학장, 2010년 병원장, 2012년 요코하마시립대학 학술원 의학과 학장을 거쳐, 2016년 4월부터 현직에 이른다. 저서로는 《고혈압 없이 사는 법》 외 다수가 있다.

오늘 한잔?

초판 1쇄 인쇄 | 2018년 12월 12일
초판 1쇄 발행 | 2018년 12월 15일

지은이 | 하이시 가오리
옮긴이 | 안혜은
펴낸이 | 황보태수
기획 | 박금희
교열 | 양은희
디자인 | 호기심고양이
인쇄·제본 | 한영문화사
펴낸곳 | 이다미디어
주소 | 서울시 마포구 양화진4길 6, 2층
전화 | 02-3142-9612
팩스 | 0505-115-1890

이메일 | ida@idamedia.co.kr
블로그 | http://blog.naver.com/idamediaaa
네이버 포스트 | http://post.naver.com/idamediaaa
페이스북 | http://www.facebook.com/idamedia
인스타그램 | http://www.instagram.com/idamedia77

ISBN 979-11-6394-001-2 (13510)